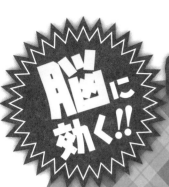

脳に効く!!

世界初!
認知症薬開発博士
杉本八郎 監修

一般社団法人 認知症対策推進研究会 監修

脳刺激で脳イキイキ！

もの忘れ予防

まちがい
さがし

JN047084

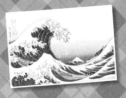
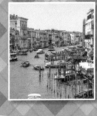
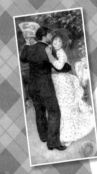
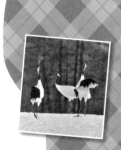
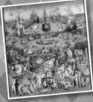
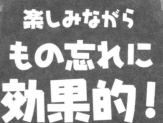
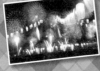

楽しみながら
もの忘れに
効果的！

講談社

「どうして「**まちがいさがし**」が認知症予防になるのか」

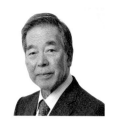

一般社団法人 認知症対策推進研究会

代表理事 杉本 八郎

1942年、東京生まれ。薬学者、脳科学者。工業高校を卒業後、エーザイ株式会社に入社。世界初のアルツハイマー病治療薬「アリセプト」の創薬に成功。1998年、薬のノーベル賞といわれる英国ガリアン賞特別賞を受賞。
一般社団法人 認知症対策推進研究会は2017年に設立され、認知症研究の第一線で活躍する教授陣や研究者が在籍し、超高齢社会において、認知症対策を大きな課題とし、多くの賛同者・協働者を募り、認知症の予防、早期発見、対策に貢献することを目的としている。

認知症予防したいのなら「何かをすること」

私は、世界初のアルツハイマー治療薬を開発したことから、たくさんの方々に「認知症にならないためにはどうしたらよいでしょうか」と質問をされます。

認知症は早めに対処すれば確かに防ぐことができるでしょう。しかし、そのためには、食生活や生活習慣などさまざまな要素が関わっており、「〇〇さえ食べていれば大丈夫」「〇〇さえ行って

いれば認知症にならない」という魔法のような方法はありません。しかし、何もしないよりかは、はるかにましです。

今回提唱する「まちがいさがし」も生活習慣の中に取り入れることで、脳を刺激し、活性化することで、認知症予防やもの忘れ予防などに効果があることがわかっています。

脳を活性化するためには、「まちがいさがし」でなくてもご自分が熱中できる趣味を持っていれば大丈夫です。ちなみに私は、この「まちがいさがし」だけでなく「俳句」も趣味としており、脳の活性化を図っています。要は、わくわくして楽しいと思える「何かをすること」が重要なのです。

この「まちがいさがし」はなぜ認知症にいいのか？

もちろん、この本の「まちがいさがし」でなく、他の本をやっていただいてもかまいません。しかし、この本では、以下のようなやり方でまちがいさがしをすることで、認知症予防に効果あるやり方を提唱しています。

例えば名画です。名画をこれほどつぶさにじっくり見たことはないのではないでしょうか？　そして、「あ、こんなところにこんなものが描かれている」などまちがいさがしをしながら、新たな発見をしたりするでしょう。そして、やがては「この絵を実際に見に行きたい」となる人もいるかもしれません。このような新たな発見、そして「いつかは実物を見たい」と希望へとつながるような名画や絶景を、この本では素材として選びました。小さな夢を持ち、わくわくすることほど、脳を活性化するものはありません。巻末には掲載した場所の詳細も載せていますので、訪れる際の参考にしてください。さらに美しい絵画や写真を見ること自体が脳を活性化させます。

また、懐かしいものを見て「懐かしい」と思うのも、認知症予防にいいとされています。P58「懐かしの昭和まちがいさがし」では、昭和時代の生活風景のイラストや写真を掲載しています。ご自分が過ごした子ども時代を懐かしみながら、思い出とともにまちがいさがしをしてみましょう。

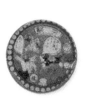

この本の使い方

最初から進める必要はありません。
ご自分の好みのページからはじめてください。

⊕とある左ページ
（もしくは上）が
正しい絵や
写真です。

まちがいの数です。左ページと
見比べて右ページのまちがいの
数だけさがしましょう。

絵画や場所についての
豆知識です。

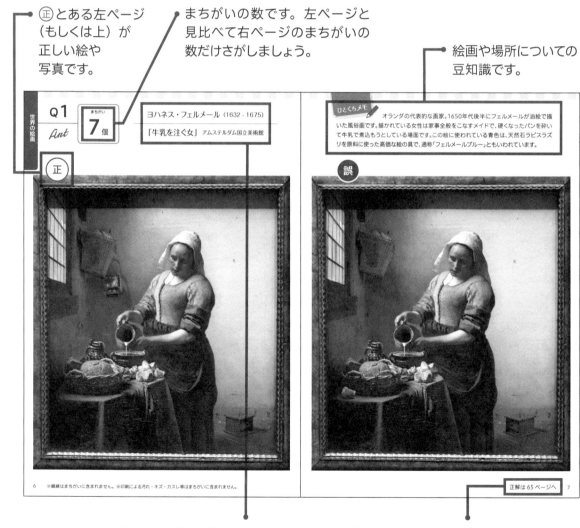

作者名・生存月日、絵画のタイトル・所蔵美術館
についての説明です。絵や写真についてさらに詳し
い場所の詳細は P79 に掲載しています。

正解は該当ページに
掲載しています。

目　次

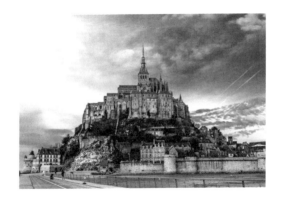

Q1

Ant

ヨハネス・フェルメール (1632 - 1675)

「牛乳を注ぐ女」 アムステルダム国立美術館

正

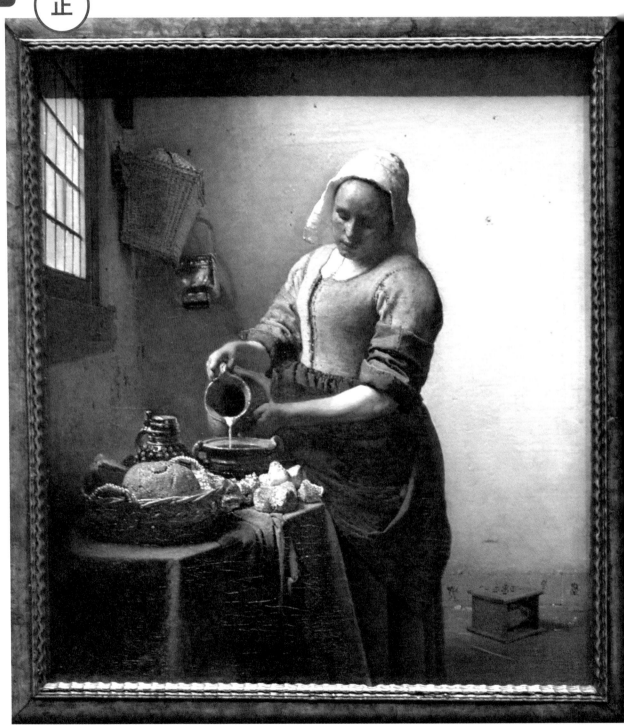

※額縁はまちがいに含まれません。※印刷による汚れ・キズ・カスレ等はまちがいに含まれません。

オランダの代表的な画家。1650年代後半にフェルメールが油絵で描いた風俗画です。描かれている女性は家事全般をこなすメイドで、硬くなったパンを砕いて牛乳で煮込もうとしている場面です。この絵に使われている青色は、天然石ラピスラズリを原料に使った高価な絵の具で、通称「フェルメールブルー」ともいわれています。

誤

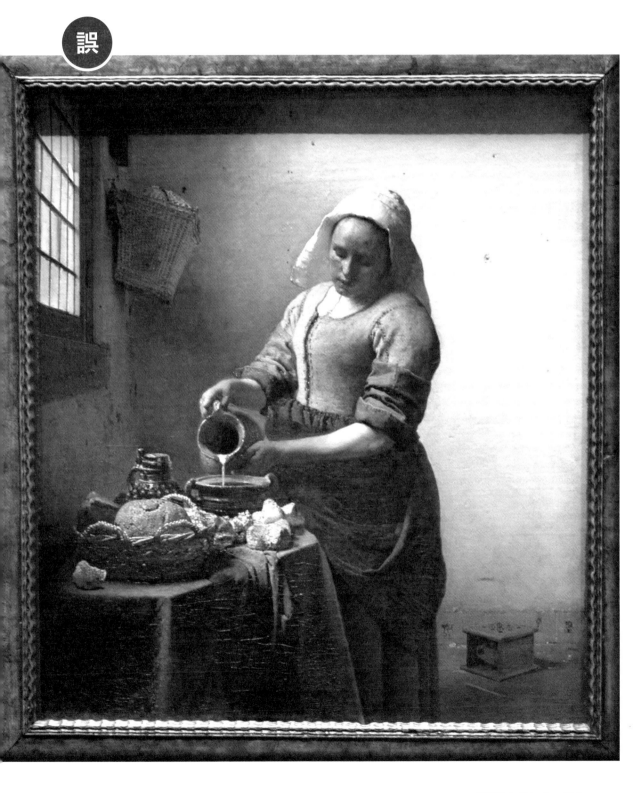

正解は 65 ページへ   7

Q2

Ant

エドガー・ドガ (1834 - 1917)

「ダンス教室」 メトロポリタン美術館

正

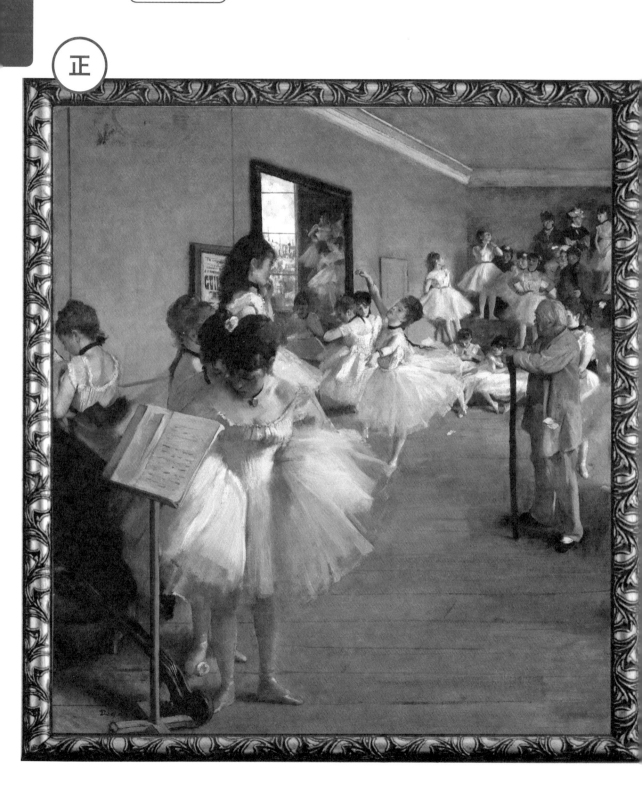

※額縁はまちがいに含まれません。※印刷による汚れ・キズ・カスレ等はまちがいに含まれません。

フランス印象派の画家。ドガは裕福な家庭で育ち、画家を目指し国立美術学校で学び、アングルから直接助言を受けるなどしました。この作品はバレエを主題として描いたドガの代表的な作品のひとつです。同名で別の構図の作品がパリのオルセー美術館にあります。

誤

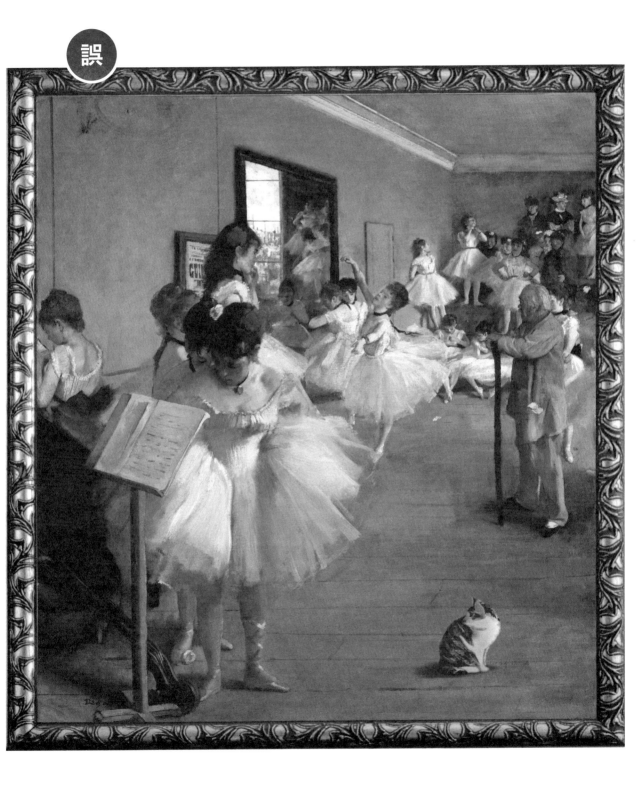

Q3

Ant

ヒエロニムス・ボス (1450 頃 - 1516)

「快楽の園」 プラド美術館

正

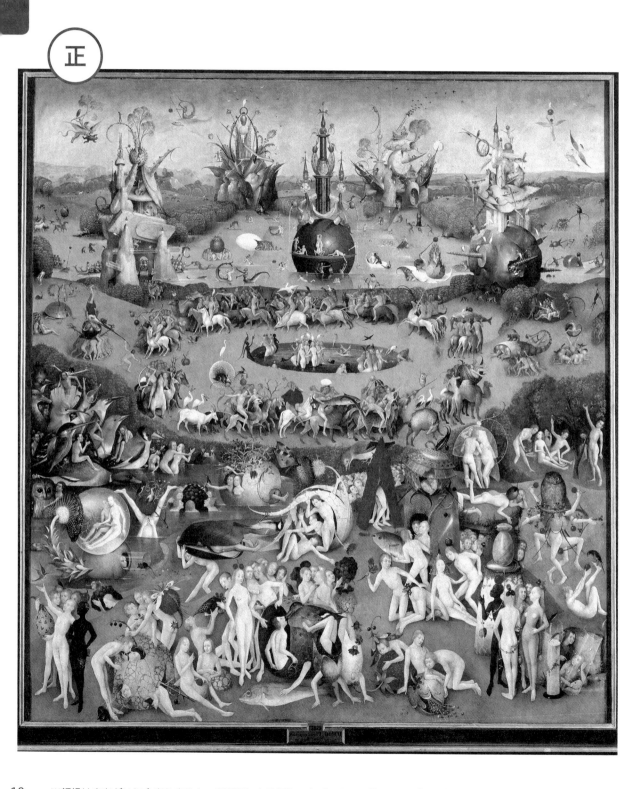

※額縁はまちがいに含まれません。※印刷による汚れ・キズ・カスレ等はまちがいに含まれません。

ルネサンス期のネーデルラント（フランドル）の画家。ボスが描いた作品の中でも最も有名な作品で、三連の祭壇画になっています。作品の左翼パネルにはエデンの園、中央パネルには快楽の世界（諸説あり）、右翼パネルには地獄が描かれています。掲載した絵は中央パネルの快楽の世界です。作品を閉じると「天地創造」の場面が描かれています。彼はフクロウをよく作品中に描き、この絵にも描かれています。まちがいさがしのついでに探してみましょう。

誤

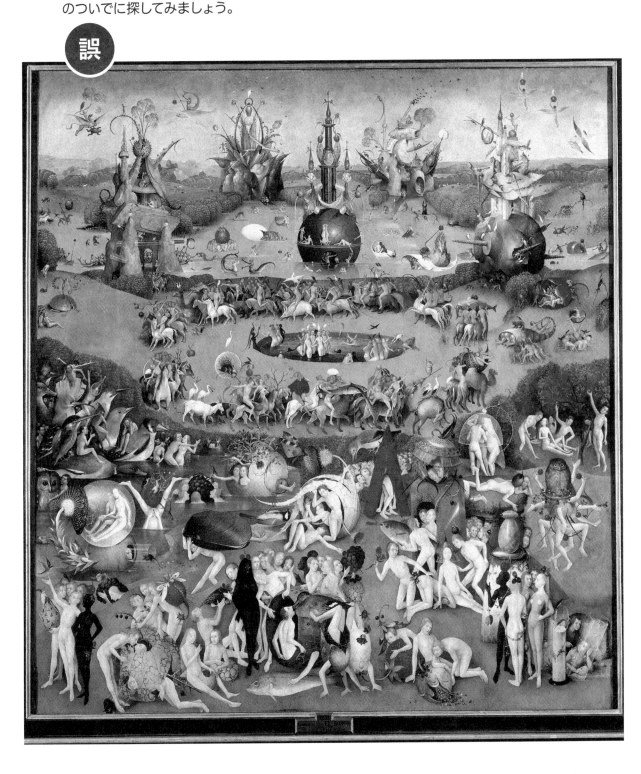

正解は66ページへ　　11

Q4

まちがい **7**個

ひとくちメモ

サンドロ・ボッティチェリ（1445頃 - 1510）
「ヴィーナスの誕生」ウフィツィ美術館

ルネサンス期のイタリア・フィレンツェ生まれの画家。ギリシャ神話で語られる女神ヴィーナスは、海の泡から生まれたというエピソードがあり、この絵では生まれた瞬間から大人の女性として描かれています。左側には春を誘う西風の神ゼフィロスとニンフのクロリス（諸説あり）、右側には女神ホーラ（時と季節の神）が描かれています。

正

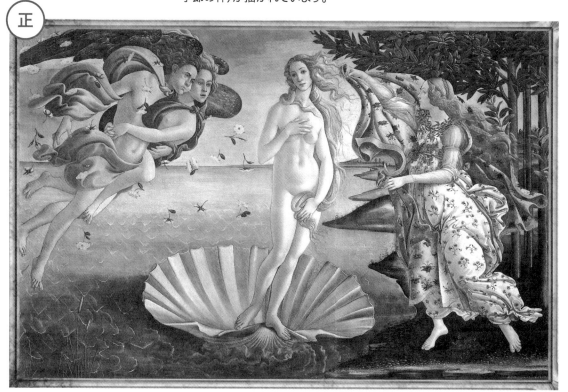

誤

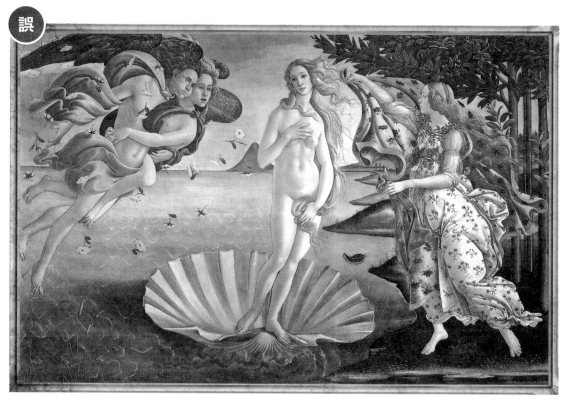

正解は66ページへ

Q5

まちがい
7個

ひとくちメモ

ジョルジュ・スーラ（1859 - 1891）
「グランド・ジャット島の日曜日の午後」 シカゴ美術館

19世紀フランスの画家。線ではなく、点の集まりで描く技法「点描」で描かれた作品。彼の作品に見られる傾向は「新印象主義」と名付けられました。この作品は彼の2番目の大作で（最初の大作は「アニエールの水浴」）、新印象主義の理論が完全に作品化されています。人物のポーズと幾何学的な構図にはエジプト美術などの影響が見られます。

正

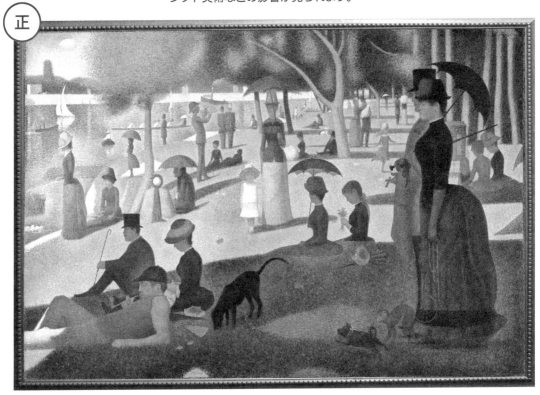

誤

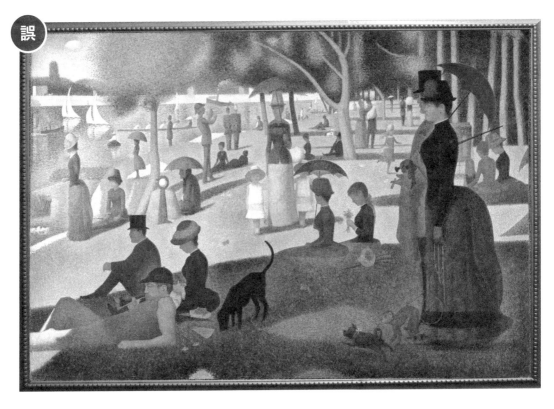

正解は66ページへ

Q6

Art

伊藤若冲（じゃくちゅう）（1716 - 1800）

「向日葵雄鶏図（ひまわりゆうけいず）」 宮内庁三の丸尚蔵館

正

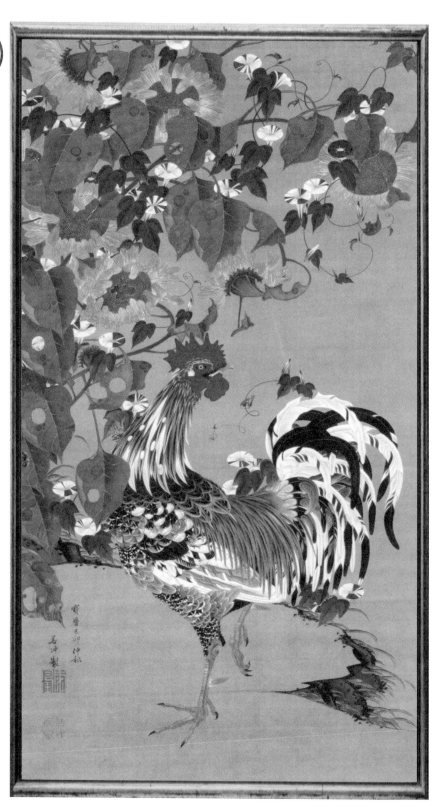

※額縁はまちがいに含まれません。 ※印刷による汚れ・キズ・カスレ等はまちがいに含まれません。

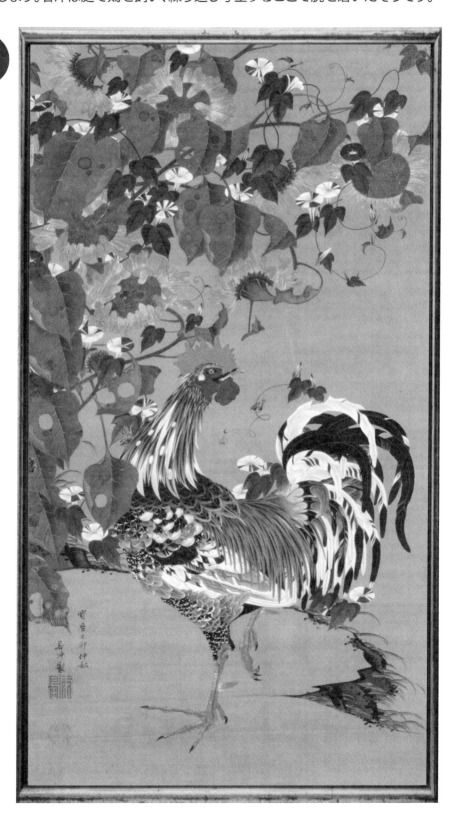

ひとくちメモ

京都の青物問屋に生まれ、江戸時代中期に活躍した画家。伊藤若冲の代表作で、30幅からなる日本画「動植綵絵」の連作のうちのひとつ。ひまわりや朝顔、葉っぱは地味な色で描かれているのに対して、雄鶏は色彩豊かに描かれ、細密な描写は見る者を圧倒します。若冲は庭で鶏を飼い、繰り返し写生することで腕を磨いたそうです。

誤

正解は67ページへ

15

Q7

Art

まちがい **7**個

ひとくちメモ

ポール・ゴーギャン（1848 - 1903）
「パラウ・アピ」ドレスデン美術館（ノイエ・マイスター絵画館）

フランスの後期印象派の画家。作品のタイトル「パラウ・アピ」とは「新しい話」や「変わりはないの？」と訳されます。ゴーギャンがゴッホとの共同生活を終わらせた後に、旅先に選んだタヒチに滞在中に描いた作品です。この島でタヒチの女性や自然を数多く描きました。この絵と似た構図の絵がオルセー美術館にあります。タヒチに魅せられたゴーギャンは後半生のほとんどをそこで過ごし、フランスに戻ることなく最後は南洋の島に骨をうずめました。

※額縁はまちがいに含まれません。 ※印刷による汚れ・キズ・カスレ等はまちがいに含まれません。

正

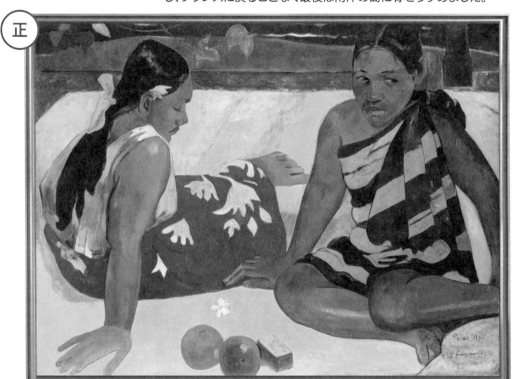

誤

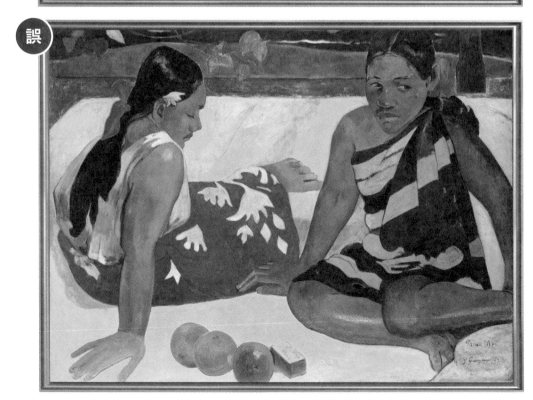

正解は67ページへ

Q8

Art

ひとくちメモ

ジャン・フランソワ・ミレー（1814 - 1875）
「落ち穂拾い」 オルセー美術館

19世紀のフランスの画家。3人の農婦が畑に落ちている麦の穂を拾う姿を描いた作品です。タイトルにある「落ち穂拾い」とは、刈り取りが終わった畑に落ちている穂を一粒一粒拾っていく作業のことで、農民の中でもとくに貧しい人々の仕事でした。領主の貧しい女たちへの施しでもありました。一見、何でもない農村の光景をスケッチしたように見えますが、当時の農民たちの厳しい生活や、助け合いの風習が描かれています。

正

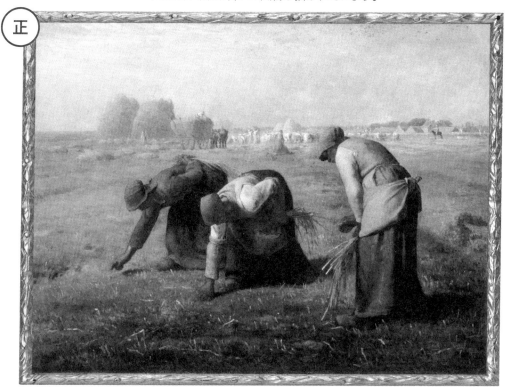

誤

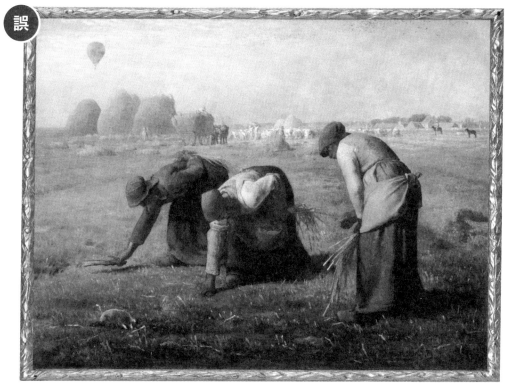

正解は67ページへ

17

Q9
Ant

アンリ・ルソー（1844 - 1910）

「婚礼」 オランジュリー美術館

正

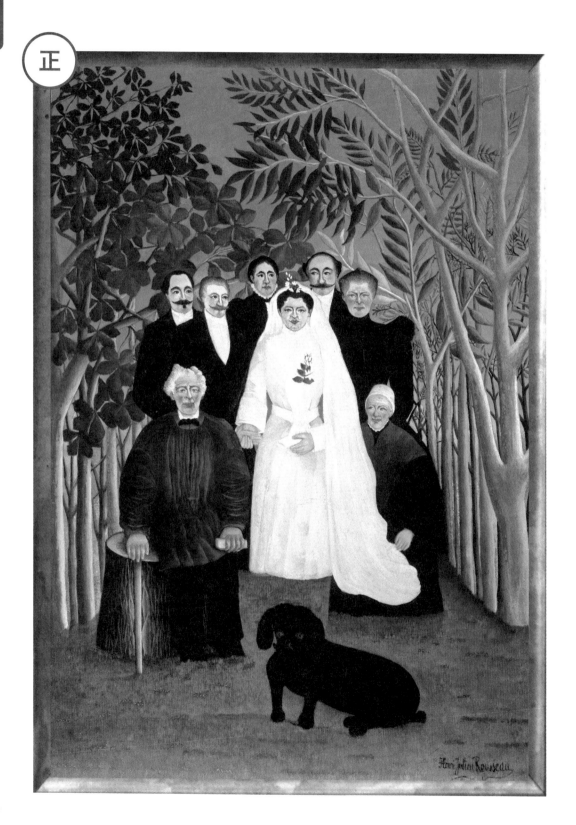

フランスの素朴派の画家。画家になる前は税関職員でした。幻想的な作品が多く、整合した空間表現をあえて無視し、細部にこだわり独特なスタイルで表現しました。この作品もまるで花嫁が宙に浮いているように見えます。しかし、樹木や草花の几帳面な描き込みや色鮮やかな作風は完成度と芸術性が高く、晩年には高く評価されました。

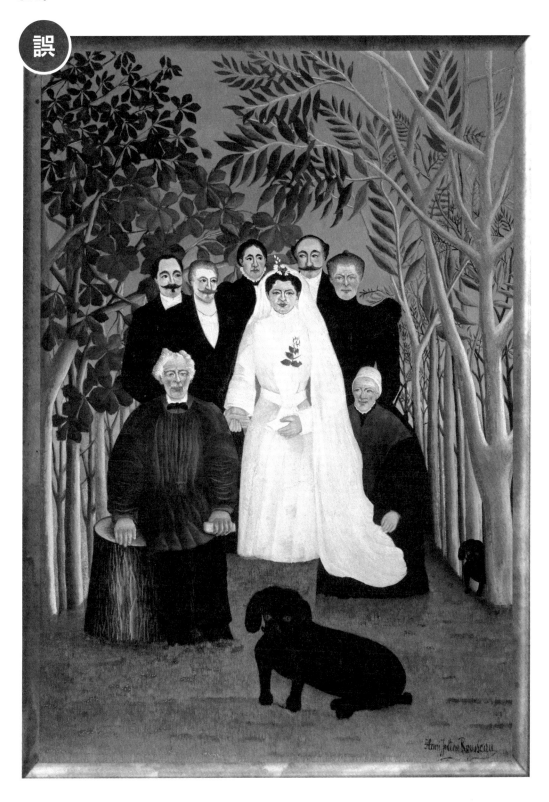

正解は68ページへ

Q 10

Art

フィンセント・ファン・ゴッホ（1853 - 1890）

「アルルのゴッホの寝室」 オルセー美術館

正

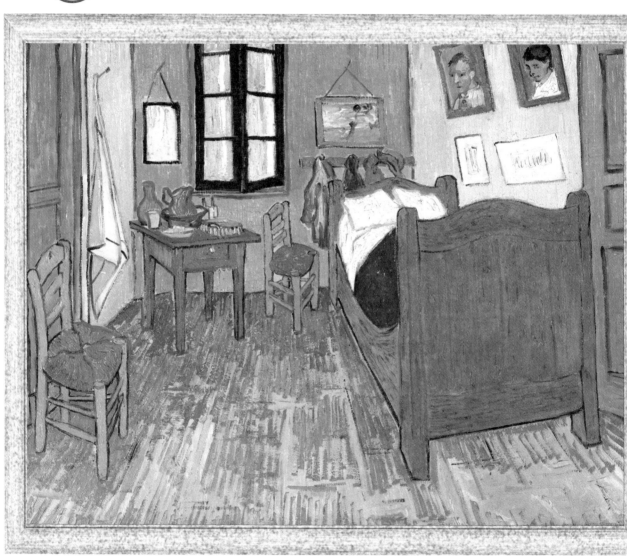

※額縁はまちがいに含まれません。※印刷による汚れ・キズ・カスレ等はまちがいに含まれません。

オランダ出身の後期印象派の画家。当初は暗めの色調で宗教的な色合いの濃い農民や農村風景を描いていました。その後印象派の作品や日本の浮世絵に影響されて、大きく画風を変えました。この絵は、彼が「耳切り事件」を起こしたフランス・アルルで制作した作品で、家の2階にあったゴッホ自身の寝室を描いています。この寝室のあった家を「黄色い家」と題して作品に残しています。ゴッホは同名のこの寝室の作品をほかに2点描いています。

誤

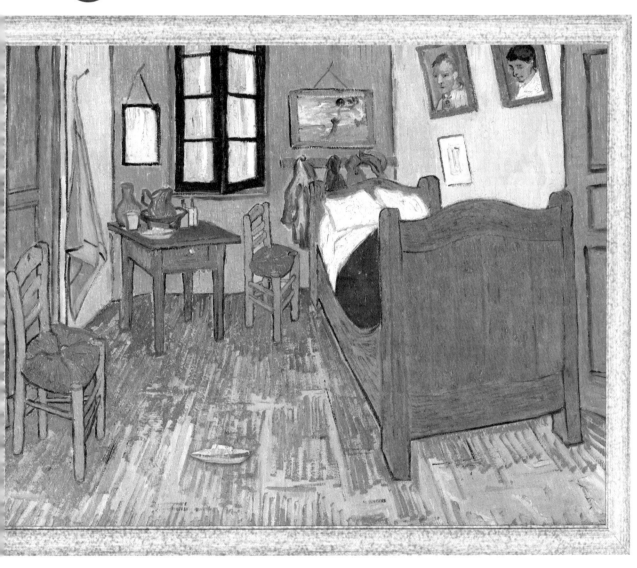

正解は 68 ページへ

21

Q11

Ant

まちがい 7個

オーギュスト・ルノワール (1841 - 1919)

「田舎のダンス」 オルセー美術館

正

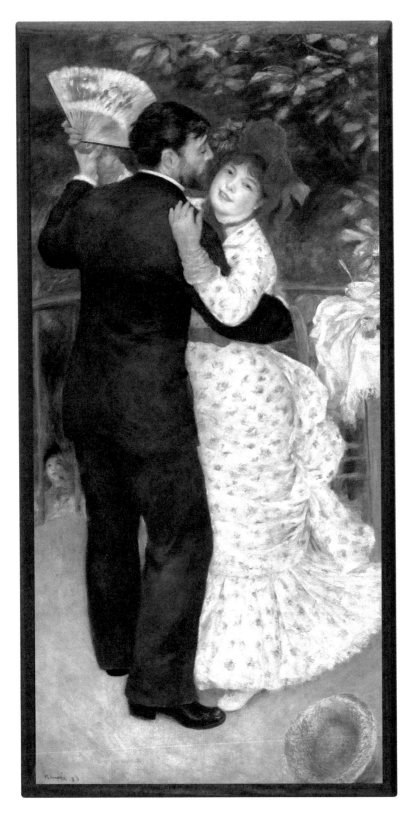

フランスの印象派の画家。この作品は、画商のポール・デュラン＝リュエルが「舞踏会」を主題に注文し、購入した作品です。ルノワールは、この作品を描いたのと同じ年に「都会のダンス」という作品も描いています。どちらの作品のキャンバスの高さも約180cmと、見ごたえのある作品です。

誤

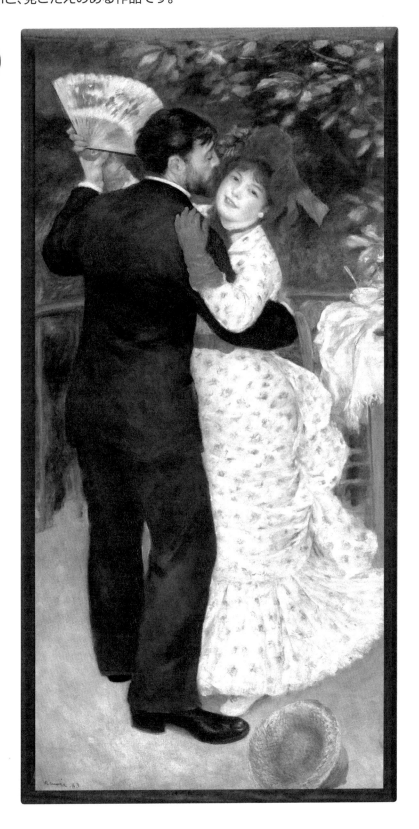

正解は69ページへ

Q12

Ant

ひとくちメモ

尾形光琳（1658 - 1716）
「八橋図屏風」 メトロポリタン美術館

江戸時代の画家、工芸家。光琳が50代前半に手がけた晩年期の作品で、傑作といわれています。この作品を描く約10年前に、同主題で橋のない「燕子花図屏風」を制作しています。印象的な橋は、墨のにじみを利用した「たらしこみ」という技法で描かれています。

正

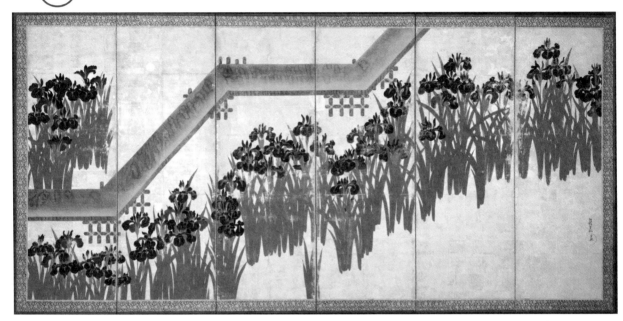

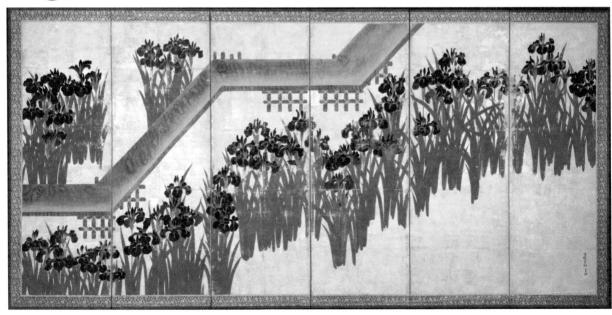

※額縁はまちがいに含まれません。
※印刷による汚れ・キズ・カスレ等はまちがいに含まれません。

正解は 69 ページへ

まちがい 7個

ひとくちメモ

_{かつしかほくさい}
葛飾北斎 （1760 - 1849）
_{ふ がくさんじゅうろっけい}　　　_{か ながわ おき なみ うら}
「冨嶽三十六景 - 神奈川沖浪裏」
すみだ北斎美術館
ほか多数

江戸時代後期の浮世絵師。北斎の連作錦絵「冨嶽三十六景」の中のひとつ。生き物のように襲いかかり船を翻弄する大波の動的な動きと、その合間の遠景にたたずむ富士山の静の対比という構図には、ち密な計算がなされていることがうかがえます。複数の美術館に同じ作品が存在し、それぞれの作品の刷りや色合いが若干異なります。印象派の画家ゴッホやモネ、そのほかたくさんの画家たちに影響を及ぼしました。

正

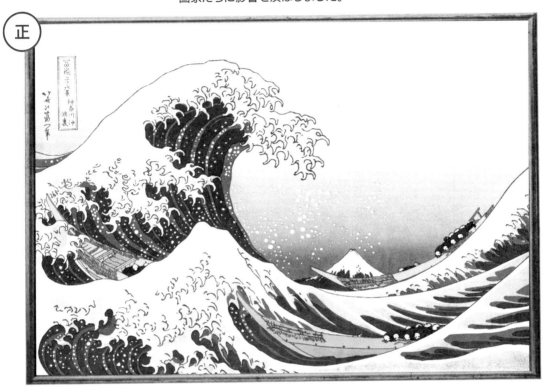

誤

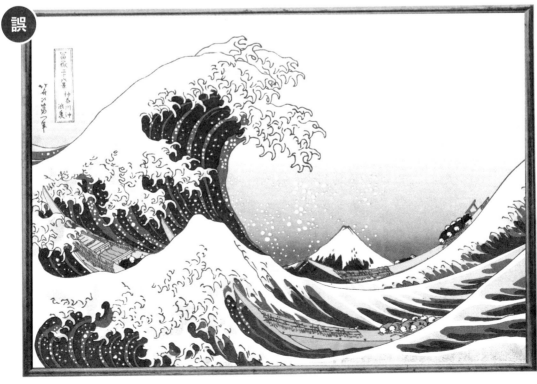

正解は69ページへ

Q 14

まちがい
7 個

チェコ

「プラハ歴史地区・プラハ城」

正

※印刷による汚れ・キズ・カスレ等はまちがいに含まれません。

　チェコの首都、プラハに流れるヴルタヴァ川西岸に位置する城です。カール4世やルドルフ2世をはじめとした、歴代の王たちの住居だったプラハ城。現在では、チェコ共和国の大統領府として使用されています。また、毎日正午に行われる衛兵交代式は、プラハに来たなら一度は見ておきたいイベントです。

誤

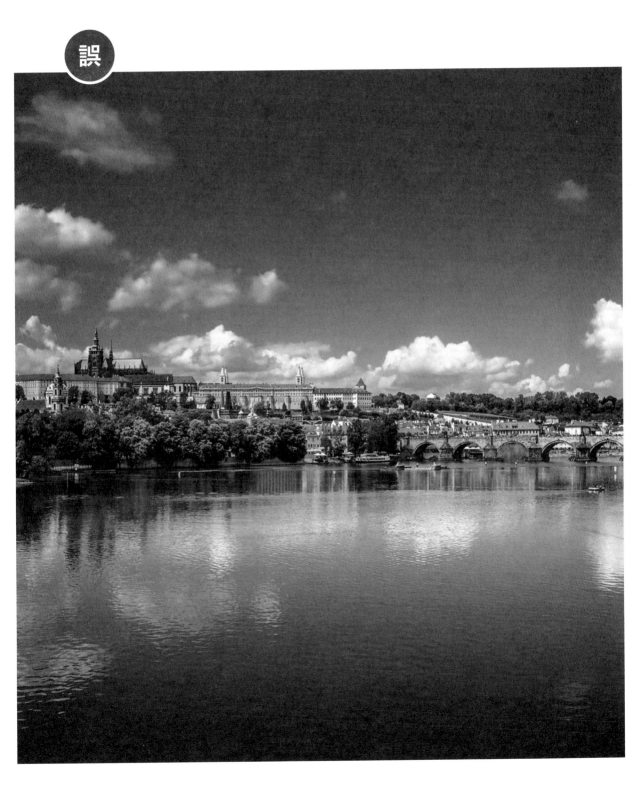

正解は70ページへ

Q 15

まちがい
7 個

イタリア

「ヴェネツィアとその潟（かた）」

正

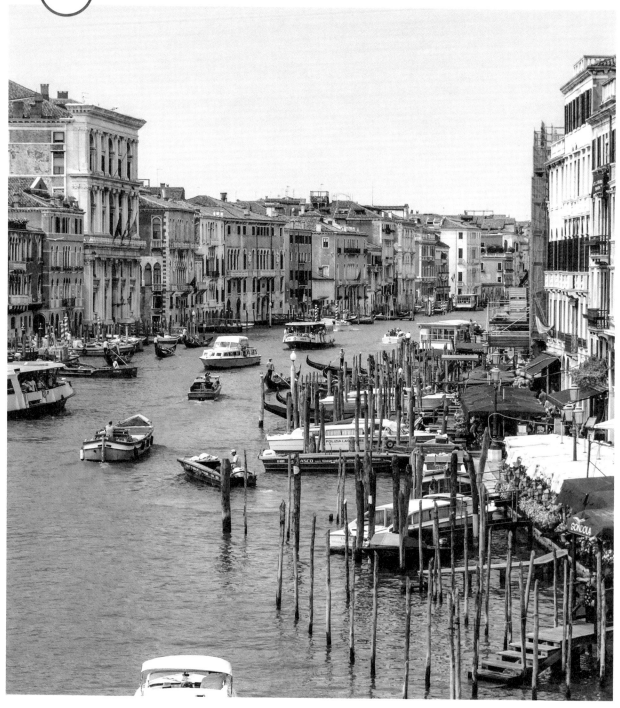

※印刷による汚れ・キズ・カスレ等はまちがいに含まれません。

　ラグーナ（潟）の上に作られ、118もの島が連なるヴェネツィアは、「水の都」として名高い都市です。ヴェネツィアの交通手段は徒歩か船のみです。ゆったりと波に揺られながら、水上タクシーやゴンドラで美しい街並みを散策するのはなかなか味わえない優雅さ。サン・マルコ大聖堂やドゥカーレ宮殿などの建築物も見どころのひとつです。

誤

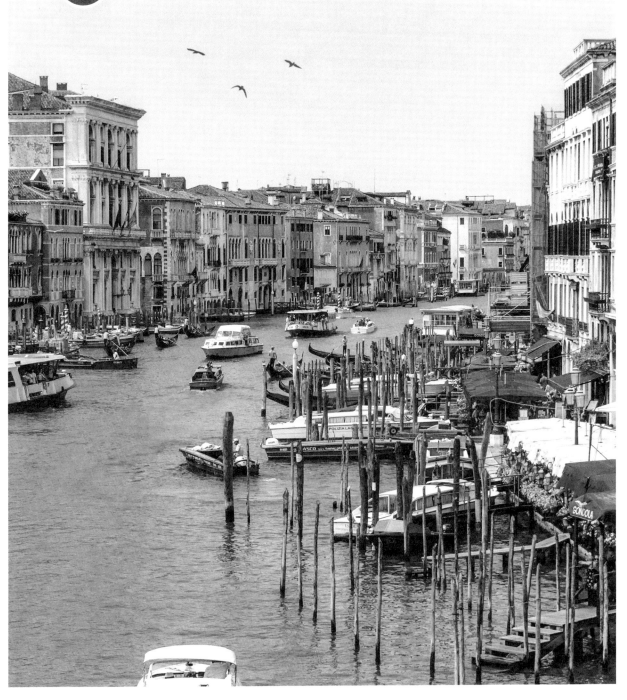

正解は 70 ページへ

Q16

まちがい
7 個

ひとくちメモ ✏

ペルー「マチュピチュ」

南米・ペルーのアンデス山脈の尾根にある、かつて存在した「インカ帝国」の遺跡。なぜこのような場所に要塞都市が築かれたのか、多くの謎が残されるマチュピチュは「インカの失われた都市」などの異名を持ちます。精巧にできた石造りの街や利水システムなど、高度な文明が発展していたことが読み取れる建築物は圧巻です。

※印刷による汚れ・キズ・カスレ等はまちがいに含まれません。

正

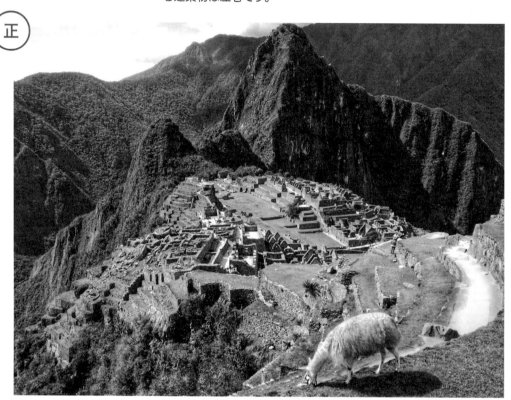

誤

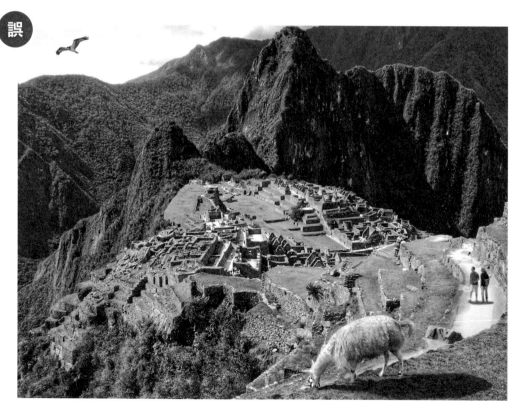

正解は70ページへ

World Heritage

ひとくちメモ

フランス「モン・サン・ミッシェル修道院」

この修道院の歴史は古く、紀元708年に司教オベールが夢の中で大天使ミカエルから「この岩山に聖堂を建てよ」とのお告げを聞いて建設したのが始まりだといわれています。修道院のある島は遠浅の干潟に囲まれており、満潮時には海に浮かんだように見えます。その光景がとてもロマンチックなことから、フランスで人気の観光スポットになっています。

正

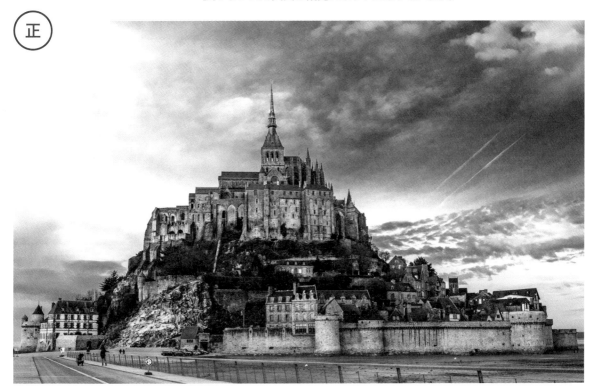

誤

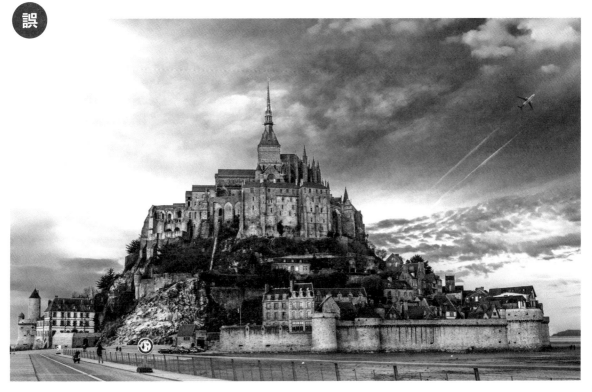

正解は71ページへ

Q18

まちがい

7 個

中国

「九寨溝」
きゅうさいこう

正

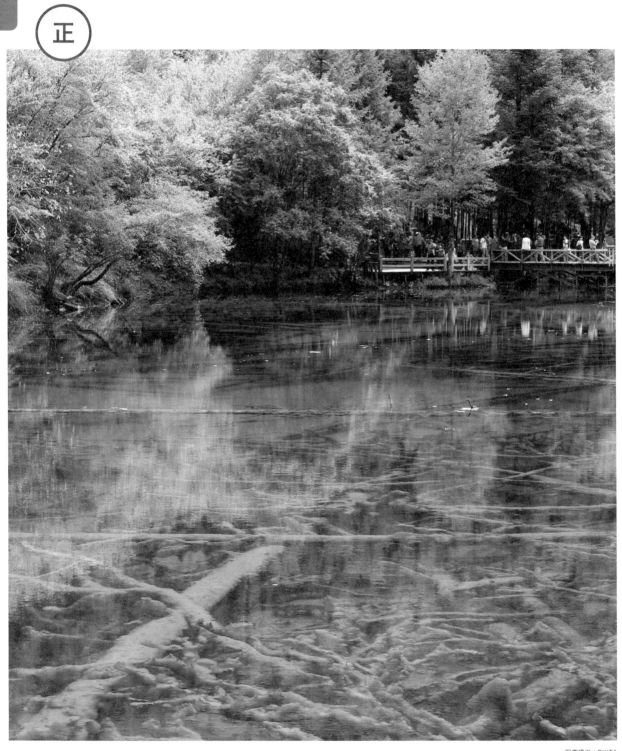

写真提供：PIXTA

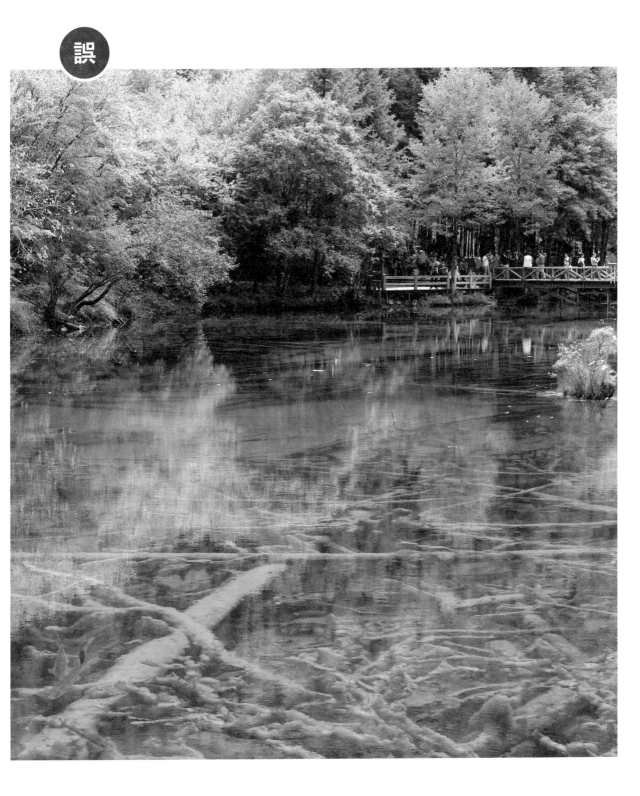

誤

正解は 71 ページへ

Q19

ひとくちメモ

オーストラリア 「オペラハウス」

オーストラリアの主要都市、シドニーにあるコンサートホール&劇場。オペラハウスといえば、貝を模した独特な曲線を描いた屋根が有名です。建築家ヨーン・ウッツォンによるデザインです。彼は屋根のタイルが、シドニー湾の濃い青色と澄んだ空の青色に美しく映えるよう、その素材のヒントを日本の陶磁器から得ました。

正

※印刷による汚れ・キズ・カスレ等はまちがいに含まれません。

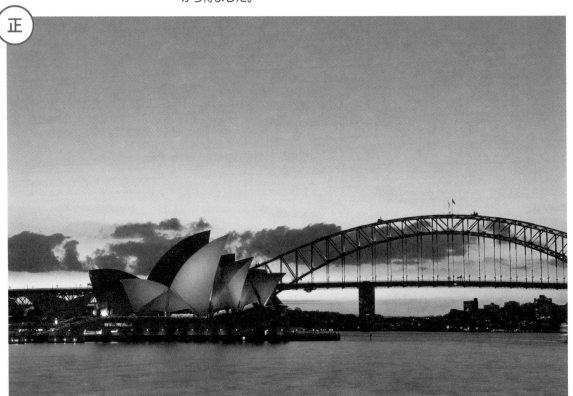

写真提供：PIXTA

誤

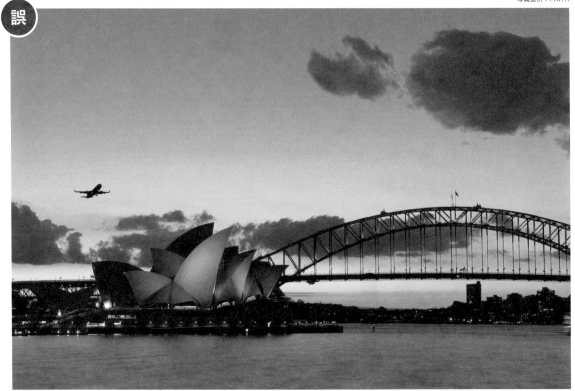

正解は71ページへ

まちがい
7 個

ひとくちメモ

日本「姫路城」

兵庫県の姫路市にある城で、羽を広げたシラサギのように優美な姿から「白鷺城」の愛称で親しまれています。1333年に姫山の地に最初に砦が築かれ、現在見られる全容が整ったのは1617年です。補修と修復を繰り返し、今でも当時のままの姿を残しています。平成5年に奈良の法隆寺とともに、日本で初めて世界文化遺産になりました。

正

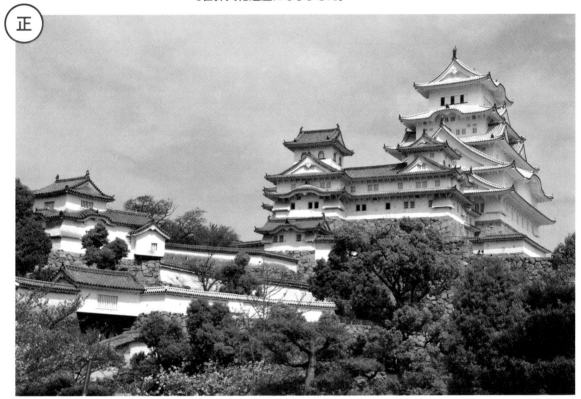

誤

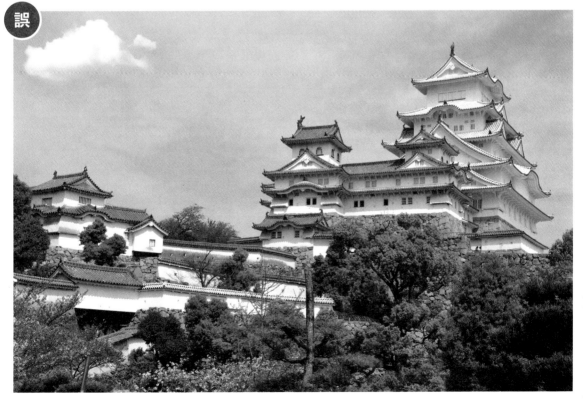

正解は72ページへ

Q 21

まちがい
7個

World Heritage

ギリシャ

「パルテノン神殿」

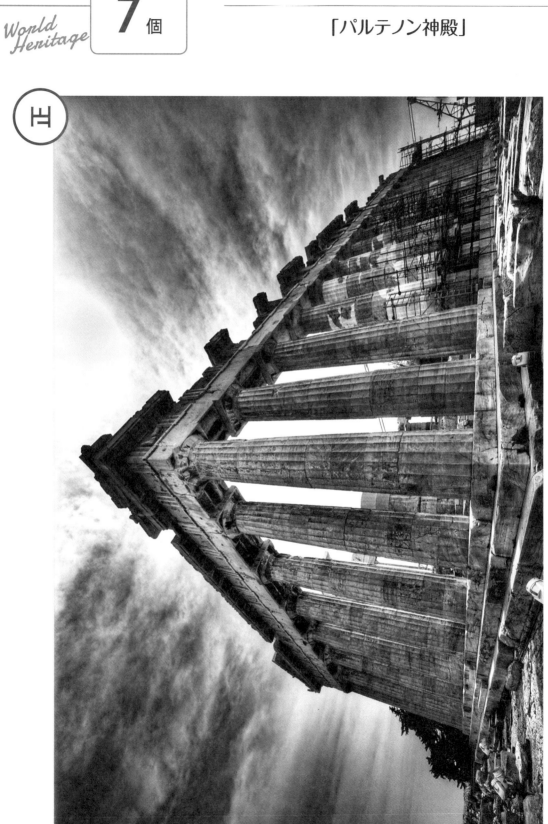

※印刷による汚れ・キズ・カスレ等はまちがいに含まれません。

古代ギリシャ時代に、ギリシャ神話の女神アテナを祀る神殿として建設されました。ドーリア式建築の最高峰とされ、装飾彫刻もギリシャ美術の傑作です。天才彫刻家フェイディアスの総指揮のもと、15年の歳月をかけて完成しました。パリのマドレーヌ寺院はナポレオンがこの神殿を模して造らせたといわれています。

正解は 72 ページへ

Q22

まちがい **7** 個

トルコ

「カッパドキア」

正

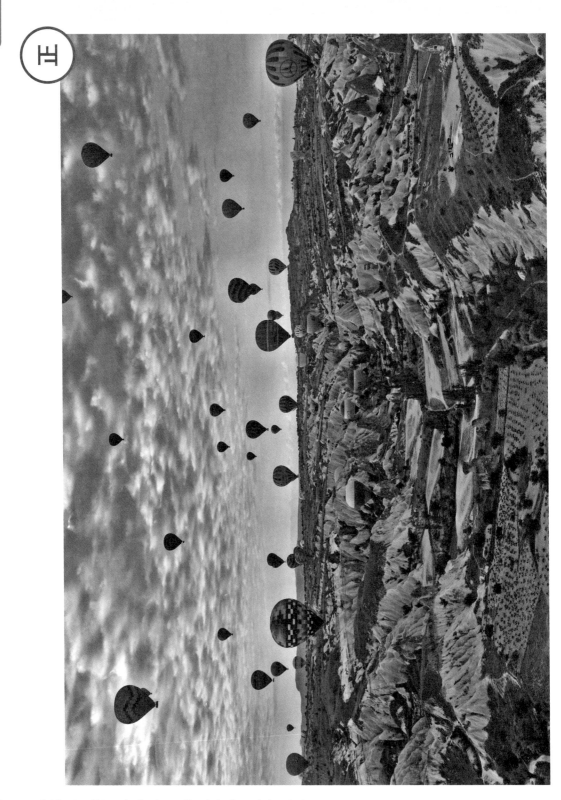

※印刷による汚れ・キズ・カスレ等はまちがいに含まれません。

トルコのアナトリア高原中央部にあるカッパドキアは、噴火が何度も起こったことで生まれた特殊な形の岩々が立ち並びます。敬虔（けいけん）なキリスト教徒たちが暮らしていた土地としても知られ、教徒らが迫害から逃れるために作った「デリンクユ地下都市」には、約1万人が暮らしていたとされています。当時の人々が生活していた痕跡が残る都市は、今なお採掘が済んでおらず、多くの謎が残されたミステリアスなスポットです。

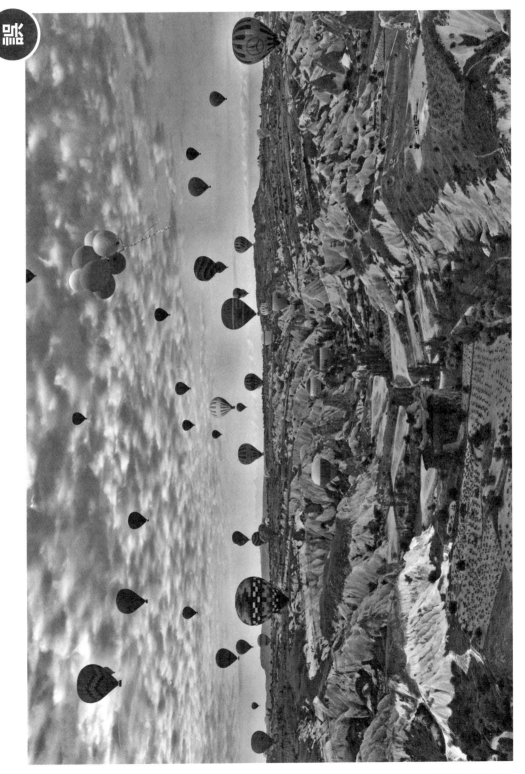

正解は 72 ページへ

世界遺産

Q23

World Heritage

まちがい
7 個

チリ・イースター島

「モアイ像」

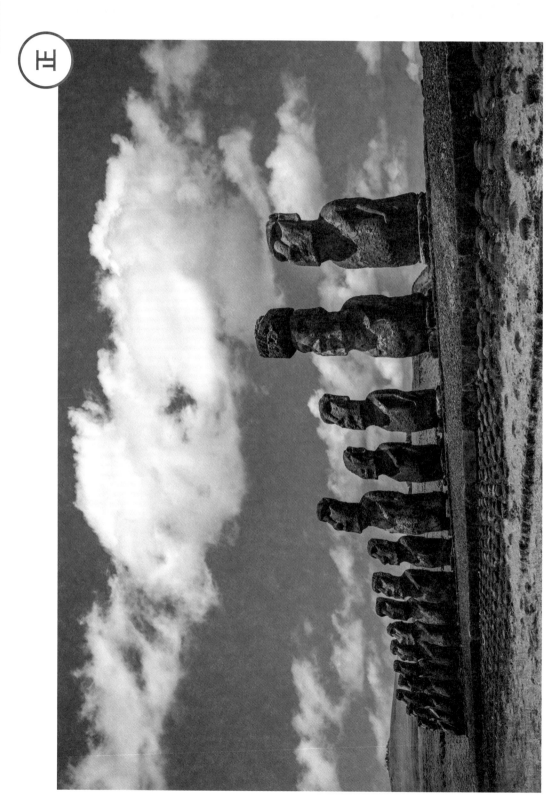

チリ本土のサンティアゴから約3700km離れた場所にあるイースター島。そんな島のシンボル的存在として知られるのが、石造彫刻の「モアイ像」です。時間の経過とともに埋もれてしまったものの、かつては1000体近く存在していました。広々とした平原や丘に点在するモアイ像は、それぞれ保存状態や顔つきが異なり、当時の歴史が深く刻まれています。

Q24

World Heritage

まちがい **7**個

ひとくちメモ カナダ「カナディアン・ロッキー山脈自然公園群」

カナダの西部に位置し、バンフ国立公園やハンバー州立公園といった7つの自然公園から構成される世界遺産です。3000m級の山々や大氷原など豊かな自然に囲まれ、ハイイログマやトナカイといった数多くの野生動物が暮らします。いくつかある湖の中でも、エメラルドにきらめくルイーズ湖は「ロッキーの宝石」や「宝石湖」と呼ばれる美しさを誇ります。

正

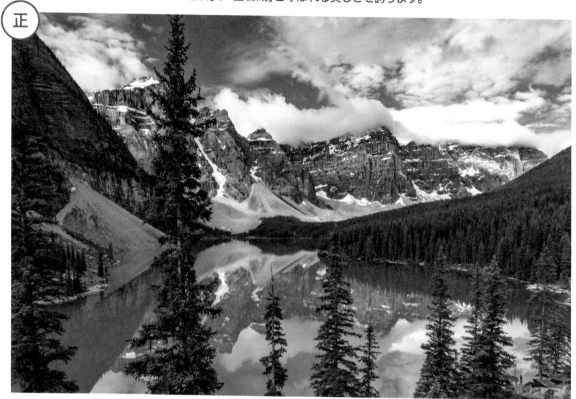

写真提供：PIXTA

誤

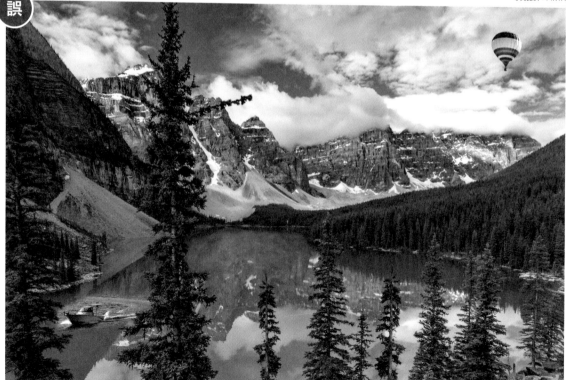

※印刷による汚れ・キズ・カスレ等はまちがいに含まれません。

正解は73ページへ

Q 25

まちがい
7 個

World Heritage

 ひとくちメモ

ヨルダン 「ペトラ遺跡」

　中近東の国、ヨルダンにあり、死海とアカバ湾の間に位置する遺跡です。「シク」と呼ばれる1kmにも及ぶ細い通路の出口には、映画『インディ・ジョーンズ』のロケ地にも使用された「エル・カズネ」という宝物殿が立っています。エル・カズネは岩壁を削って造られたとは思えないくらい、精巧な外観が特徴的。また、太陽の光が低くなる時間帯には、岩壁が美しいバラ色に輝く光景を見ることができます。

正

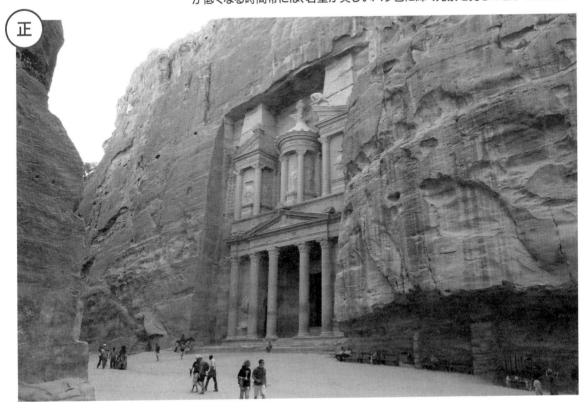

誤

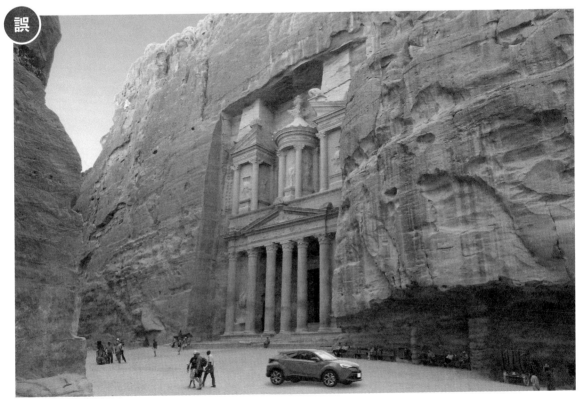

正解は73ページへ

43

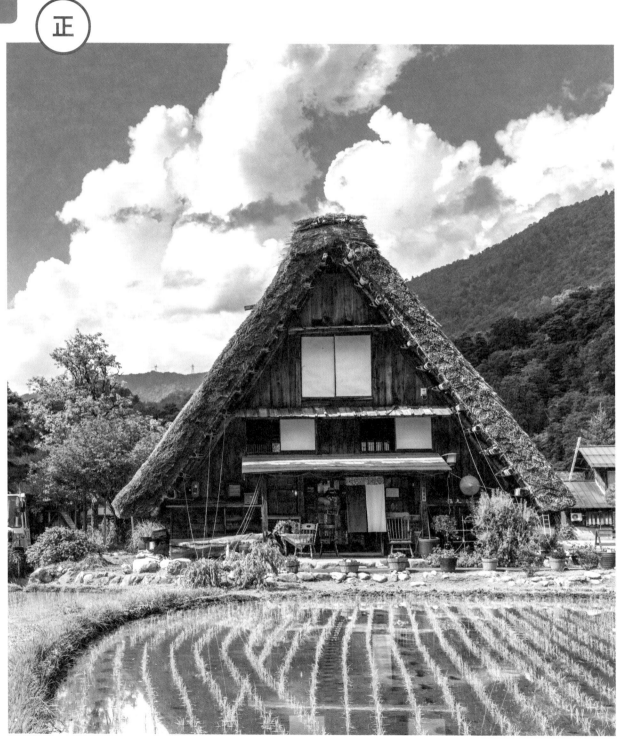

日本

しらかわごうがっしょうづくり
「白川郷合掌造り集落」

正

※印刷による汚れ・キズ・カスレ等はまちがいに含まれません。

岐阜県大野郡白川村の荻町地区にある合掌造りの集落群で、今でも人々が生活をしています。日本の原風景のような美しい景観が高く評価され、1995年には世界遺産に選ばれました。5月には昔懐かしい田植え風景を再現した「田植え祭り」があり、田植え唄に合わせながら手植えする姿を観ることができます。

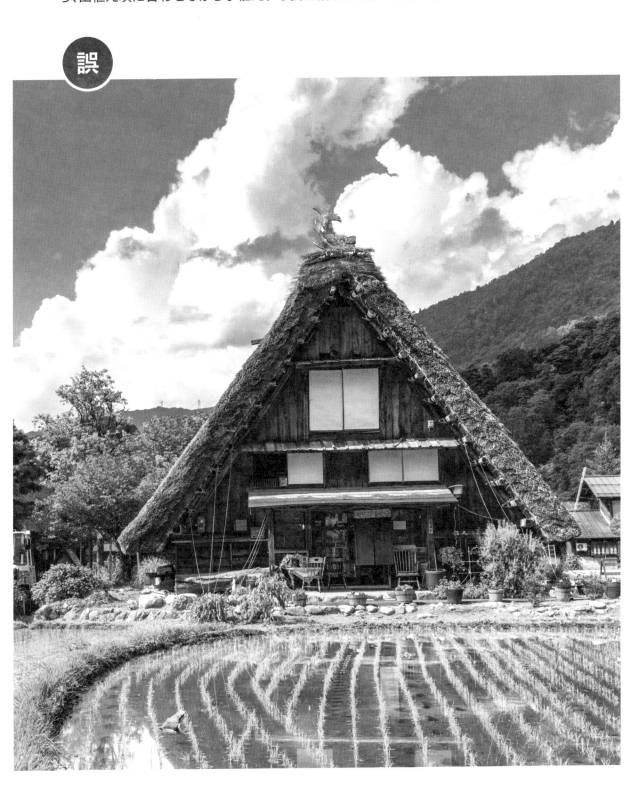

誤

正解は 74 ページへ

Q 27

まちがい
7個

北海道

「四季彩の丘」

正

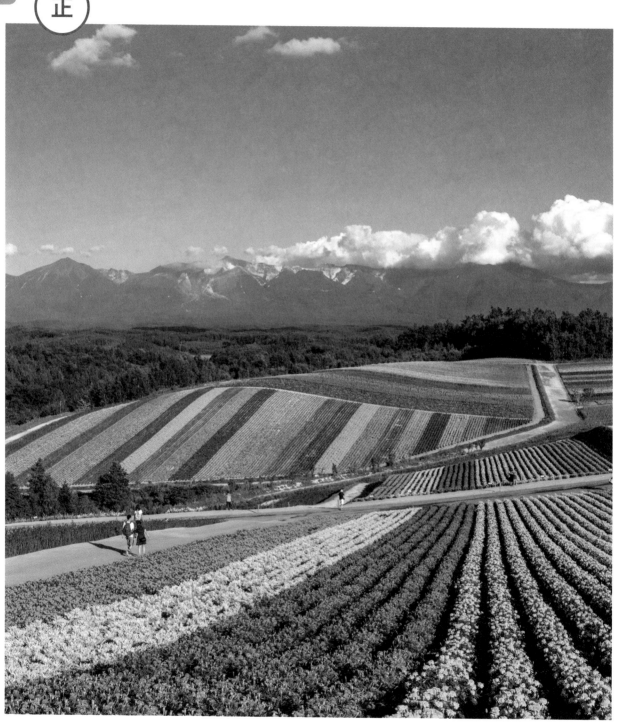

写真提供：PIXTA

　※印刷による汚れ・キズ・カスレ等はまちがいに含まれません。

北海道中部にある美瑛町は、美しい田園風景で有名な場所です。風景は、季節や時刻によって表情が変化し、自然が作り出す芸術作品といっても過言ではありません。初夏から秋ごろまでは人気の観光シーズンで、畑がまるでパッチワークのように美しく見えます。

誤

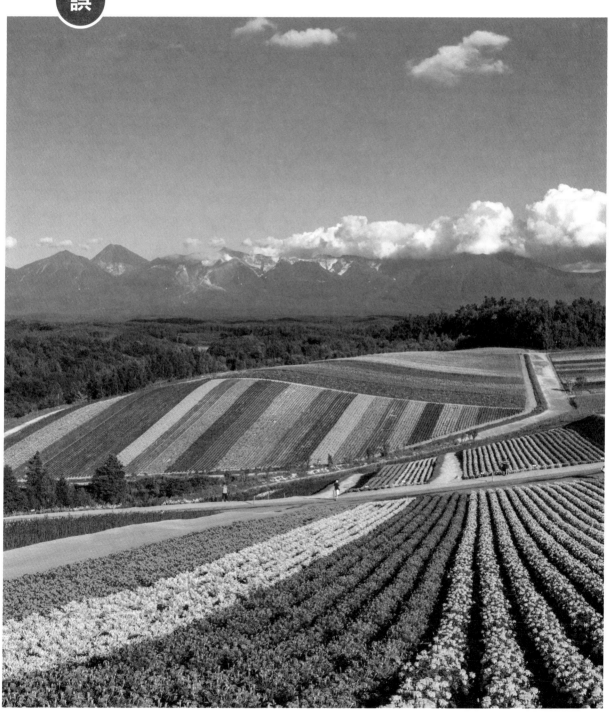

正解は 74 ページへ　　47

Q 28

Four Seasons

まちがい
7個

ひとくちメモ

東京都「千鳥ヶ淵の桜」

日本で観ることのできる桜の多くは「ソメイヨシノ」で、これは江戸時代末期に染井村（現在の東京都豊島区駒込付近）の植木職人が品種改良によって作り出したもの。明治以降、招魂社（のちの靖国神社）の建設をきっかけとして千鳥ヶ淵周辺にもソメイヨシノが多数植樹されました。お花見シーズンに皇居のお堀に映る満開の桜の美しさは、いまも人々を魅了し続けています。

正

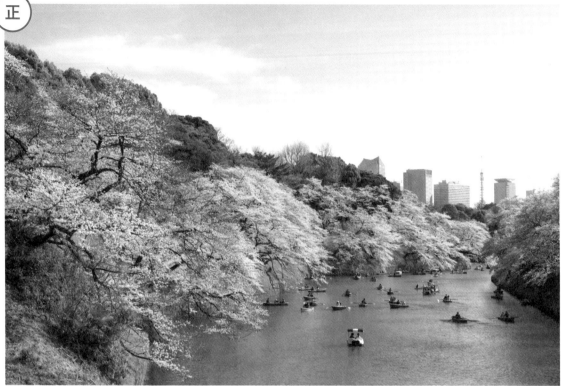

写真提供：PIXTA

誤

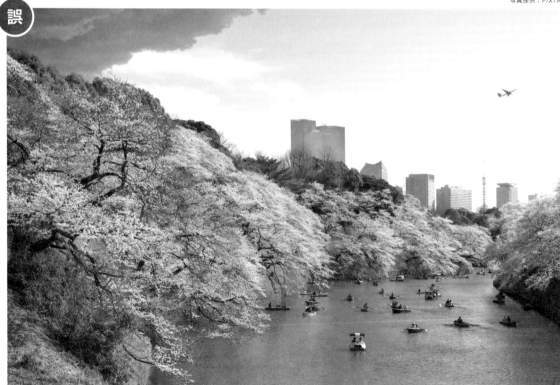

正解は74ページへ

ひとくちメモ

熊本県「鯉のぼり祭り」

「鯉のぼり」は、もともとは江戸時代に武家で始まった端午の節句の風習でした。男児の成長と出世を願って鯉の形をしたのぼりを庭先に飾ったのが、やがて一般庶民にも広がっていきました。熊本県の北東部にある杖立温泉では、毎年4月1日〜5月6日まで「鯉のぼり祭り」が開催されます。杖立川の上空を3500匹の鯉のぼりが、春風にのって泳ぐ姿はまさに圧巻です。

正

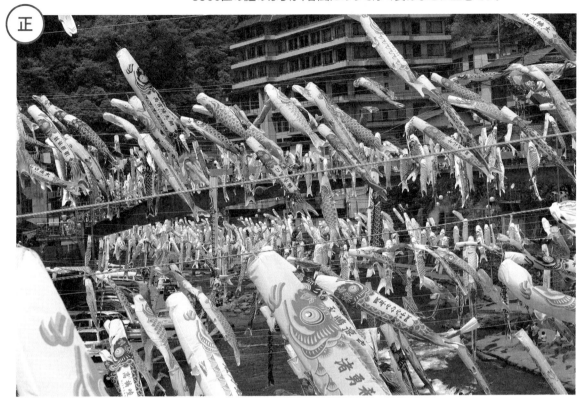

誤

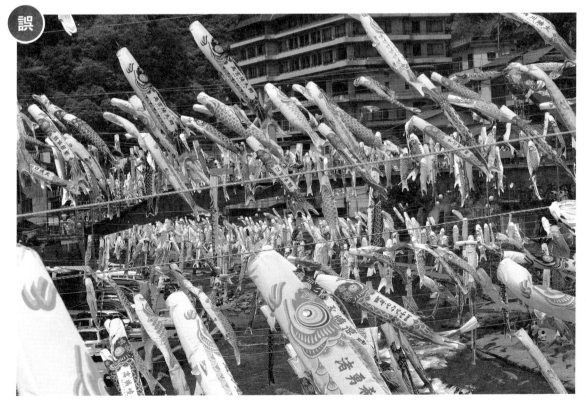

正解は75ページへ

Q30

まちがい
7 個

富山県

「劒岳と仙人池」
<small>つるぎだけ　せんにんいけ</small>

正

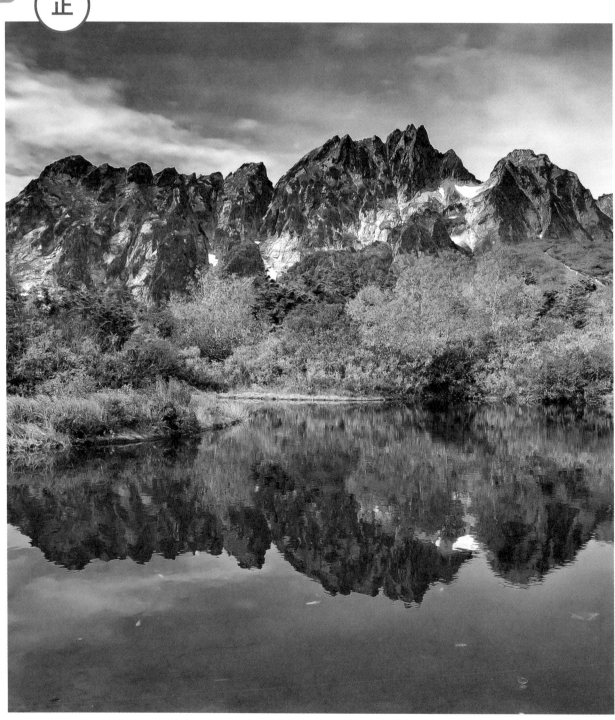

　※印刷による汚れ・キズ・カスレ等はまちがいに含まれません。

「剱岳」は富山県の飛騨山脈北部にある標高2999mの山で、日本百名山ならびに新日本百名山にも選定されています。ここは日本では珍しく氷河が現存する山でもあります。また「仙人池」は剱岳を眺める絶好の位置にある池です。晴れた日の水面に剱岳の八ツ峰が逆さに映り込む姿はなんとも美しく、秋の紅葉シーズンには多くの観光客が訪れます。

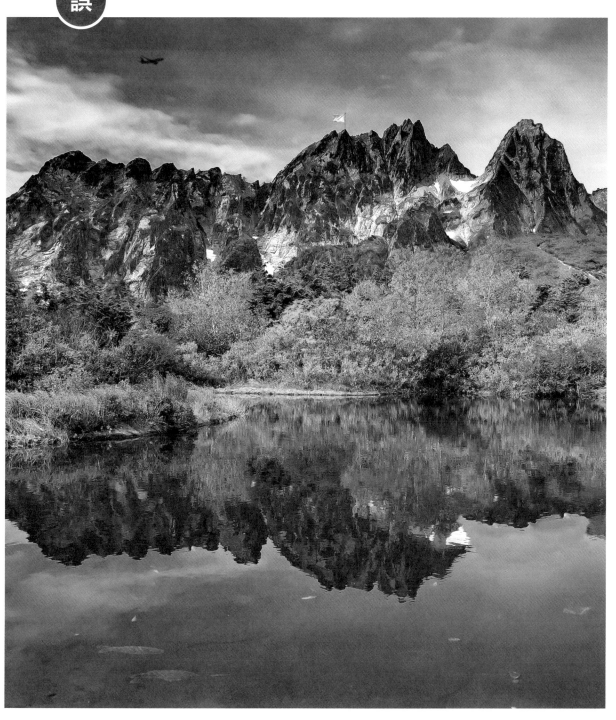

正解は 75 ページへ　　51

Q31

まちがい **7** 個

Four Seasons

 ひとくちメモ

静岡県 「大淵笹場の茶畑の茶つみ」

静岡県富士市大淵地区にある茶畑です。「富士山と茶畑」は絶好の撮影スポットとして、観光客や写真愛好家にも人気となっています。茶摘みの時期は、おおむね年4回ほどありますが、とくに「八十八夜」にあたるゴールデンウィークの頃に摘む新茶の茶摘みが最盛期といわれます。毎年この時期になると、県内各地で茶摘み体験や新茶をいただくイベントなどが開催されます。

※印刷による汚れ・キズ・カスレ等はまちがいに含まれません。

正

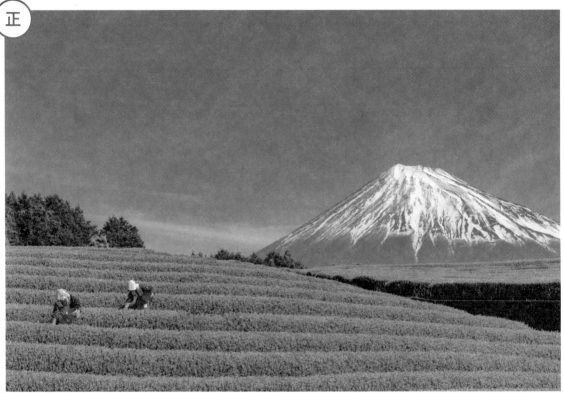

写真提供：PIXTA

誤

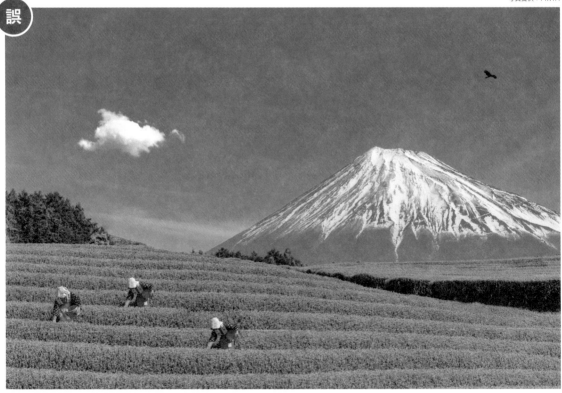

正解は75ページへ

Q32

まちがい 7個

Four Seasons

「夏祭り・花火」

浮世絵にも描かれている両国の花火（現・隅田川花火大会）は、江戸時代の中頃に始まりました。飢饉（ききん）と疫病によって多くの犠牲者をだした江戸町民を慰めるため、第8代将軍・徳川吉宗の命により行われた水神祭によって大川（現・隅田川）で花火を打ち上げたのがその起源だといわれています。その後、花火は全国各地に広がり、いまでは日本の夏を彩る風物詩として定着しています。

正

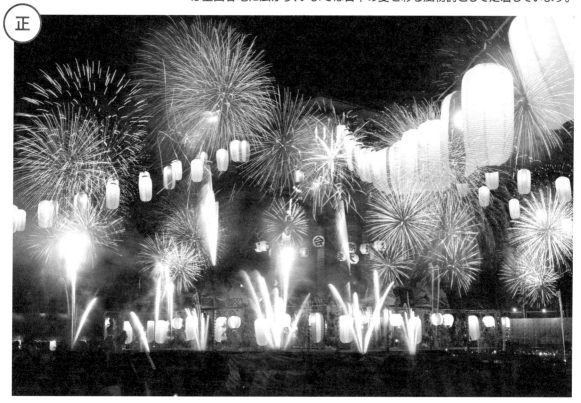

誤

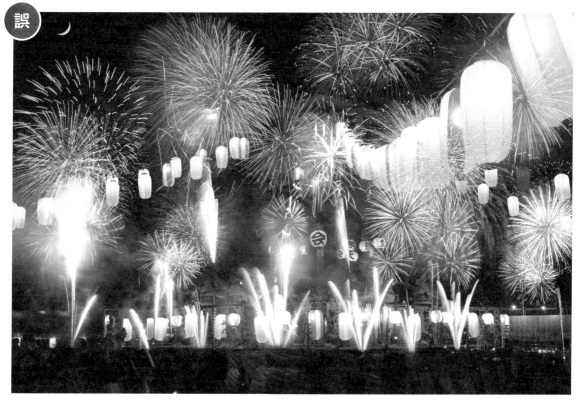

正解は76ページへ

Q33

Four Seasons

まちがい
7個

北海道

「タンチョウヅル」

正

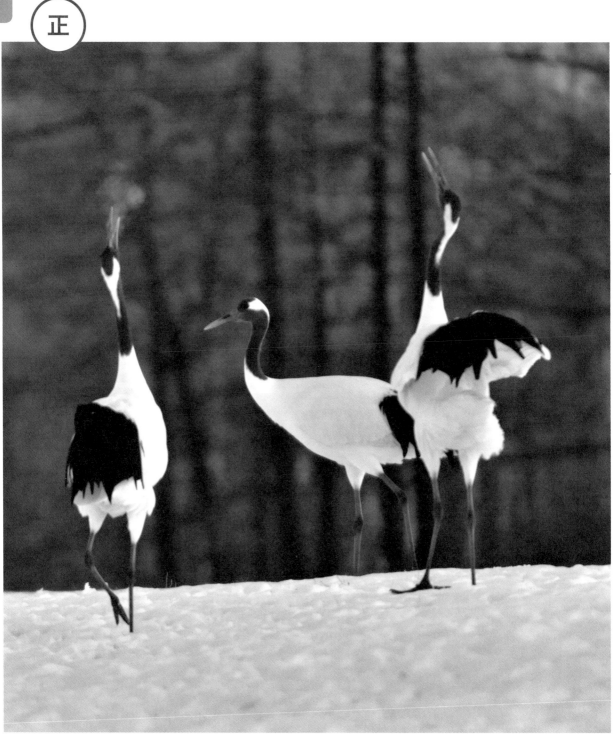

※印刷による汚れ・キズ・カスレ等はまちがいに含まれません。

　　タンチョウは童話に登場するなど、古来より日本人に親しまれてきた鳥ですが、いまでは北海道の東部以外ほとんど見ることができません。江戸時代には北海道各地や関東にも生息していましたが、明治になって乱獲され、さらに湿原の開発などもあって激減したのです。1952年に特別天然記念物に指定され、また国や自治体による保護活動もあって、近年は少しずつその数を増やしています。

誤

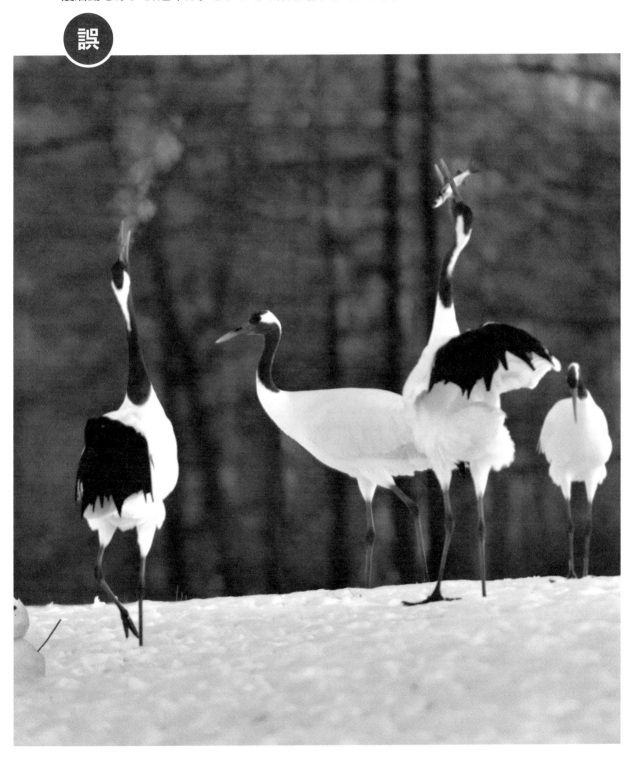

正解は 76 ページへ

Q34

7個

Four Seasons

※印刷による汚れ・キズ・カスレ等はまちがいに含まれません。

熊本県「鍋ヶ滝」

熊本県阿蘇郡小国町にある滝です。阿蘇山の噴火により流れ出した火砕流の蓄積物が、長い年月を経て川に侵食し、形成されたといわれています。滝から流れ落ちる水が、まるで緑の水のカーテンのように見え、その美しい絶景はテレビCMのロケ地にも使用されました。またここは「裏見の滝」とも呼ばれています。

正

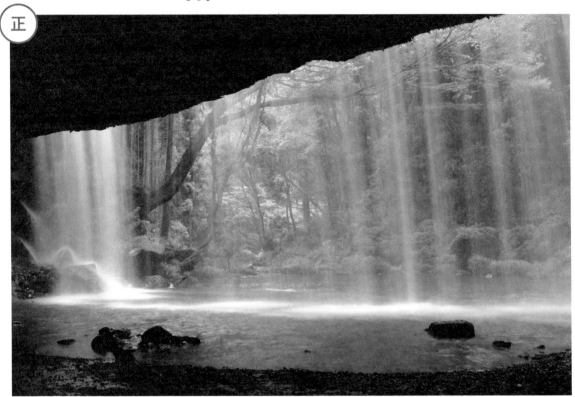

誤

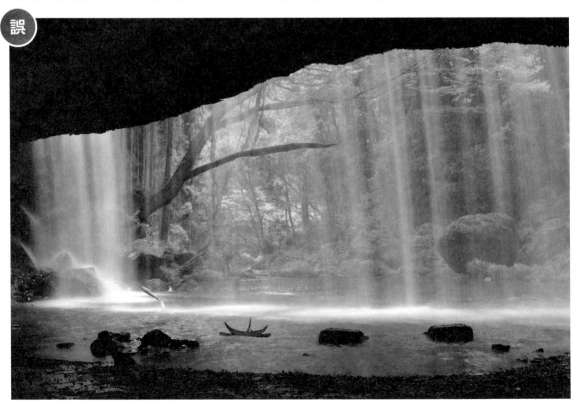

正解は76ページへ

Q35

まちがい **7** 個

 ひとくちメモ

長野県「地獄谷野猿公苑」

温泉に入るサルで有名な「地獄谷野猿公苑」は、長野県の横湯川渓谷・標高850メートルの地点にあります。古くからこの地方では、ニホンザルの群れが自然のままに暮らしていました。ある日、子ザルが旅館の露天風呂に入ったのをきっかけに、大人のサルたちも真似して入浴するようになったとか。のんびりと温泉に浸かるサルたちの姿は、人々の心を慰めてくれます。

正

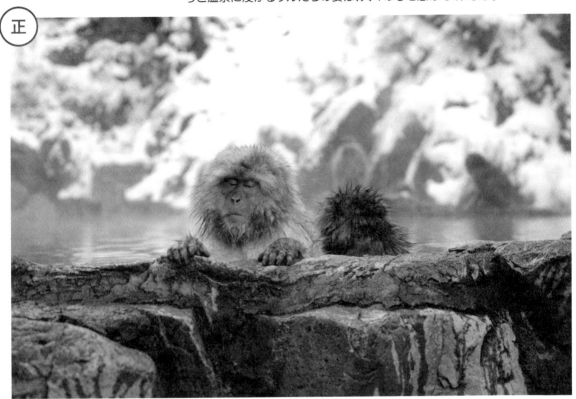

誤

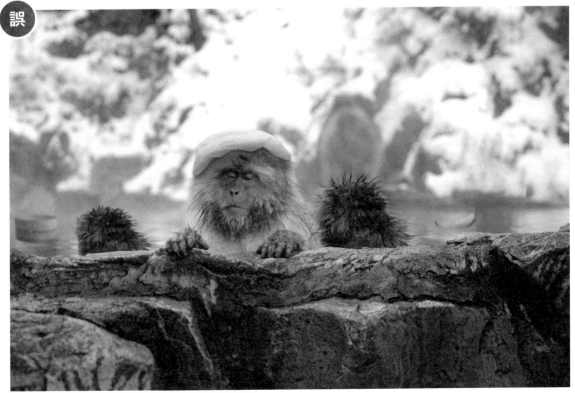

正解は77ページへ

懐かしの昭和

◆まちがいさがし◆

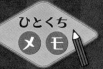 **ひとくちメモ** 子どもたちは日が暮れるまで
メンコやビー玉で遊びました

　細い路地や空き地は子どもたちの遊び場でした。放課後になると駄菓子屋の前に集まって、男の子はメンコやベーゴマ、女の子はゴム跳びやケンケンパをして遊びます。メンコにはその当時人気のあった野球選手や相撲力士、紙芝居のヒーローなどが描かれており、みんな自分の好きな人物が描いてあるメンコを取るまで夢中で続けました。どこかの台所から夕ご飯の匂いが漂ってくるころ「帰ってきなさ〜い」とお母さんの声が…。心のアルバムにいつまでも残る懐かしい風景です。

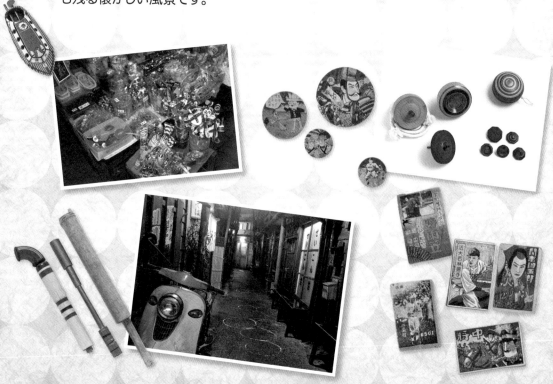

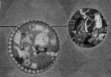

正

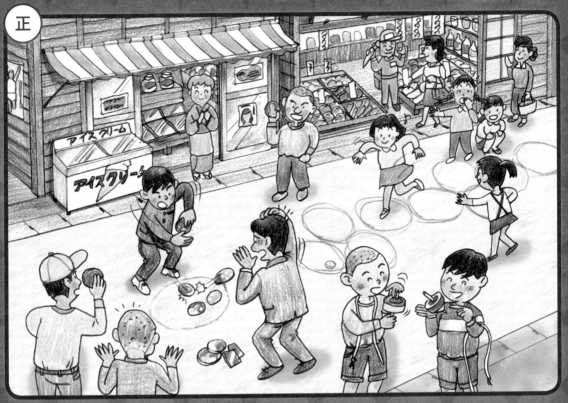

誤

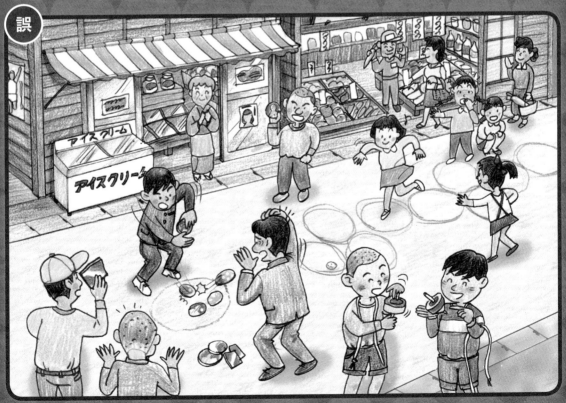

正解は77ページへ

イラスト　平野秀明

Q37

まちがい
4個

Nostalqic

憩いの場だった昭和の銭湯

ケロリンのおけ、木製ロッカーのカギ、ビンの牛乳など、昭和の銭湯には懐かしい思い出がいっぱいあります。現在では少なくなった銭湯ですが、ご近所の憩いの場としていつまでも続いてほしいものです。

※印刷による汚れ・キズ・カスレ等はまちがいに含まれません。

正

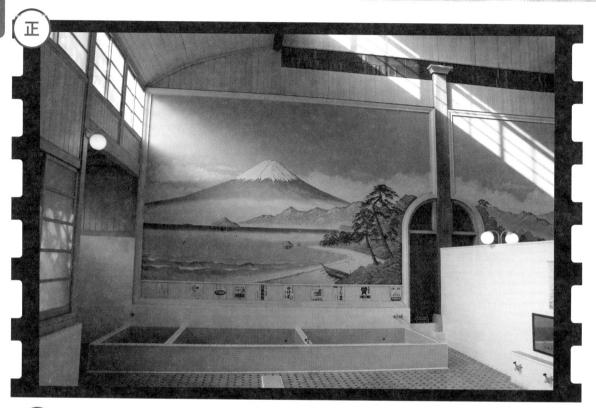

誤

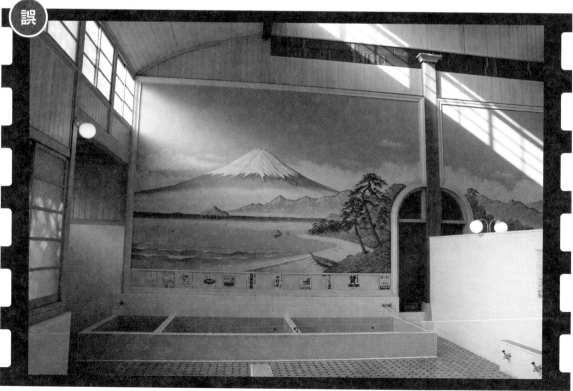

正解は77ページへ

まちがい
4 個

近所の駄菓子屋

学校から帰って玄関にランドセルを置くと、母親から10円玉をもらって駄菓子屋へ。ガム、酢イカ、くろ棒、水飴、ポン菓子、ココアシガレット…そこには子どもにとって魅力的なお菓子が並んでいました。

正

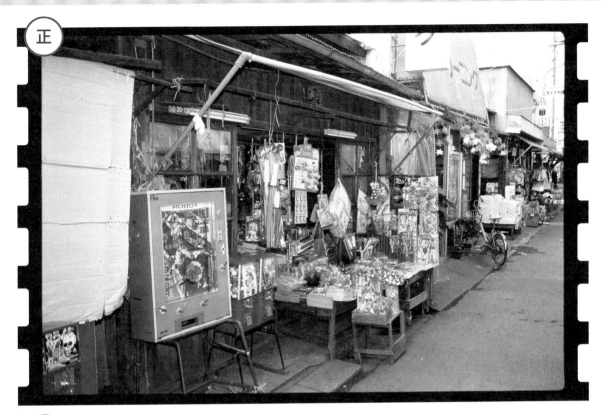

誤

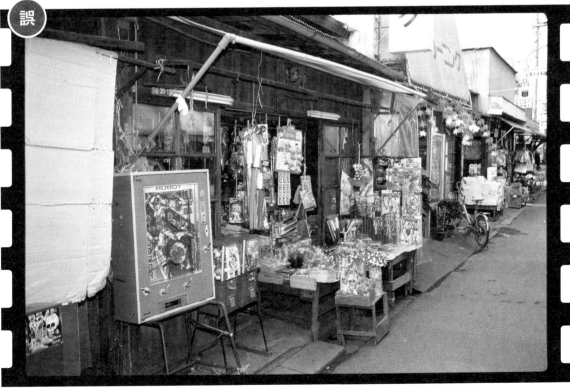

正解は78ページへ

昭和の暮らし
◆ まちがいさがし ◆

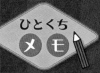
ひとくちメモ

高度経済成長の時代、住宅不足を解消するために各地に団地が誕生

　昭和30年代になると、深刻な住宅不足を解消するために日本住宅公団（現・都市再生機構）による団地の建設ラッシュが始まりました。ここには水洗トイレ、ガス風呂、ダイニングキッチン、ベランダなどが装備されており、それまでの日本家屋とは違う、まったく新しい住宅様式でした。そんな欧米風の生活に憧れて応募者が殺到し、数十倍の抽選倍率になった団地もあったとか。三種の神器（白黒テレビ・洗濯機・冷蔵庫）を揃えて団地生活を送ることがステータスだった時代です。

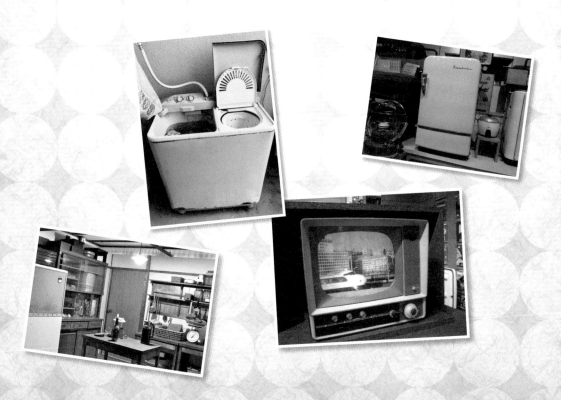

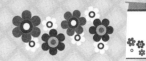

正

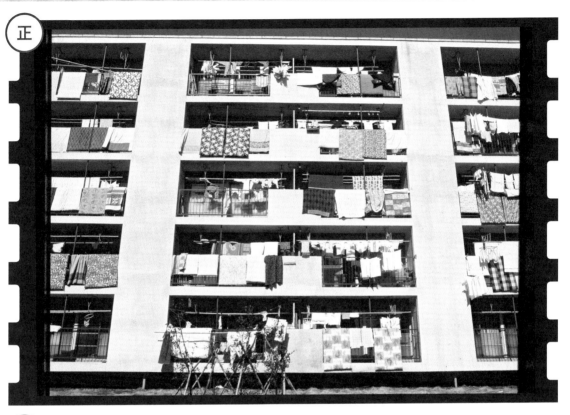

※印刷による汚れ・キズ・カスレ等はまちがいに含まれません。

誤

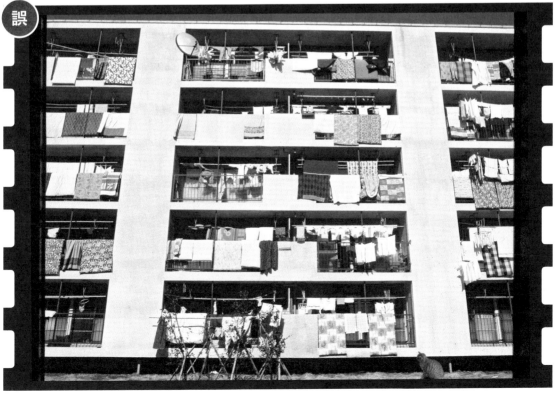

正解は78ページへ

Q 40

Nostalgic

まちがい **4** 個

憧れのダイニングキッチン

団地にはダイニングキッチンが設置されていました。それまで女性は土間の台所で食事を作って茶の間に運んでいましたが、家族のいる部屋で料理を作って一緒に食事をする欧米スタイルへと変わっていったのです。

※印刷による汚れ・キズ・カスレ等はまちがいに含まれません。

正

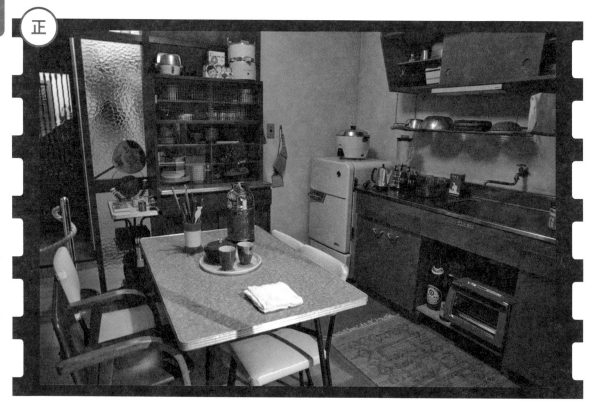

誤

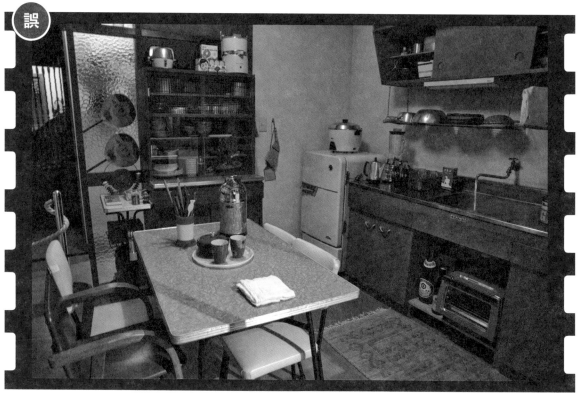

正解は78ページへ

解 答

Q1

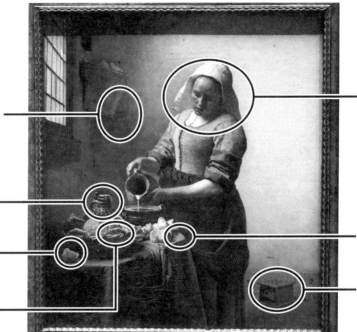

壁に掛けてあった
金属容器が
消えている

ポットの色が
変わっている

パンが
増えている

カゴの取っ手が
増えている

頭にかぶった
リネンが大きく
なっている

パンが
消えている

足温器の向きが
逆になっている

Q2

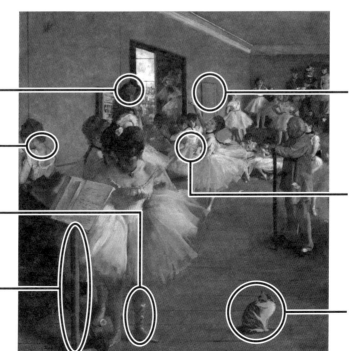

髪飾りが
付いている

黒のチョーカーが
消えている

トゥシューズの
紐が伸びている

譜面台の支柱が
太くなっている

扉の高さが
伸びている

リボンの色が
変わっている

猫がいる

Q3

Ant

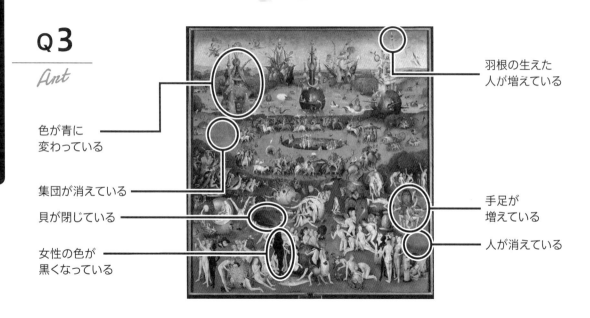

羽根の生えた
人が増えている

色が青に
変わっている

集団が消えている

貝が閉じている

女性の色が
黒くなっている

手足が
増えている

人が消えている

Q4

Ant

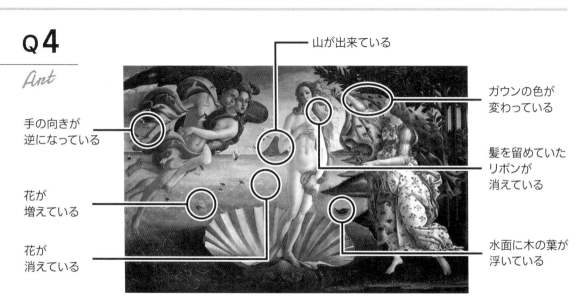

山が出来ている

ガウンの色が
変わっている

手の向きが
逆になっている

髪を留めていた
リボンが
消えている

花が
増えている

花が
消えている

水面に木の葉が
浮いている

Q5

Ant

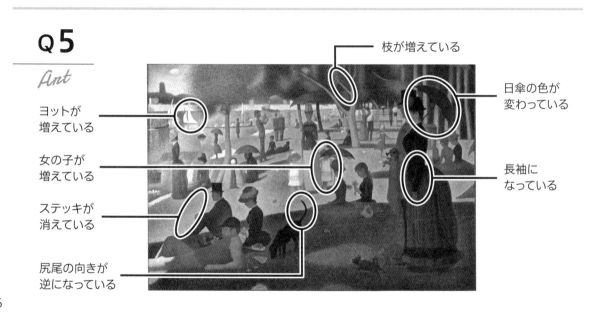

枝が増えている

日傘の色が
変わっている

ヨットが
増えている

女の子が
増えている

ステッキが
消えている

長袖に
なっている

尻尾の向きが
逆になっている

Q6

Ant

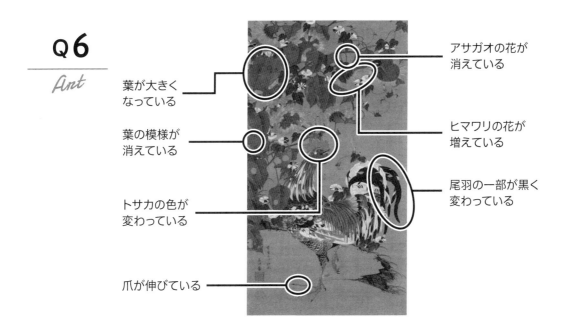

葉が大きく
なっている

アサガオの花が
消えている

ヒマワリの花が
増えている

葉の模様が
消えている

尾羽の一部が黒く
変わっている

トサカの色が
変わっている

爪が伸びている

Q7

Ant

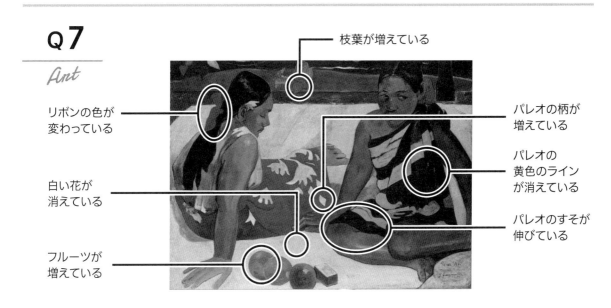

枝葉が増えている

リボンの色が
変わっている

パレオの柄が
増えている

パレオの
黄色のライン
が消えている

白い花が
消えている

フルーツが
増えている

パレオのすそが
伸びている

Q8

Ant

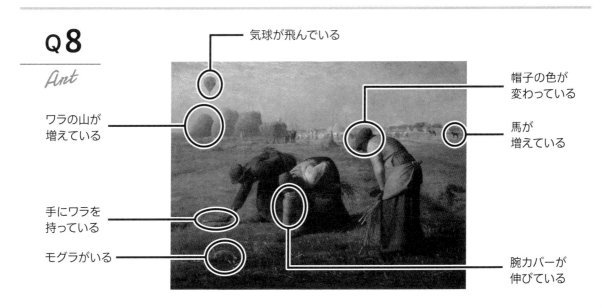

気球が飛んでいる

帽子の色が
変わっている

ワラの山が
増えている

馬が
増えている

手にワラを
持っている

モグラがいる

腕カバーが
伸びている

Q9

Ant

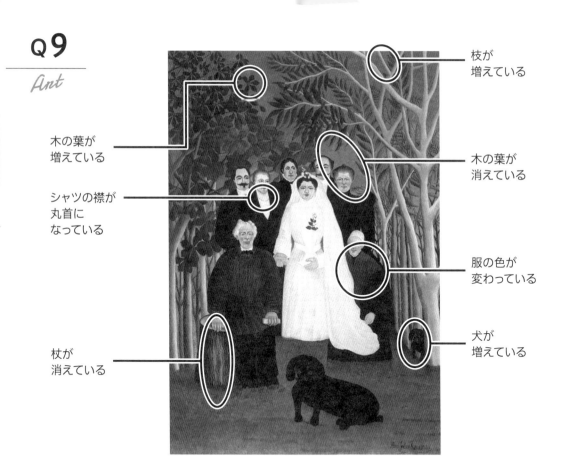

枝が
増えている

木の葉が
増えている

木の葉が
消えている

シャツの襟が
丸首に
なっている

服の色が
変わっている

杖が
消えている

犬が
増えている

Q10

Ant

机の上の物が
消えている

額縁が
大きくなっている

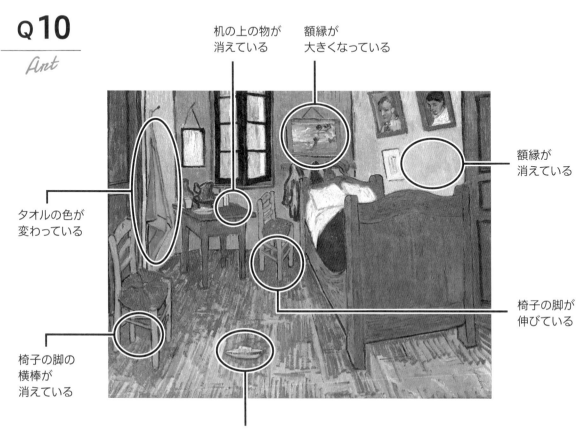

額縁が
消えている

タオルの色が
変わっている

椅子の脚が
伸びている

椅子の脚の
横棒が
消えている

床に皿が置いてある

Q 11
Art

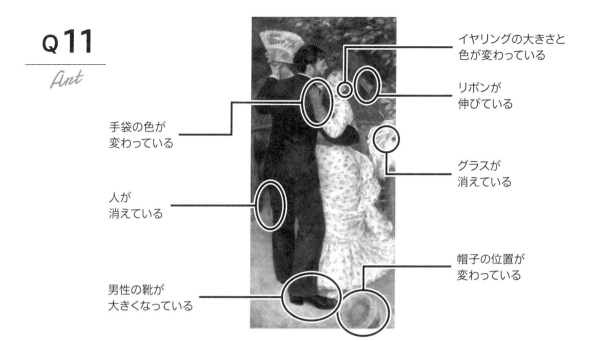

イヤリングの大きさと
色が変わっている

リボンが
伸びている

手袋の色が
変わっている

グラスが
消えている

人が
消えている

帽子の位置が
変わっている

男性の靴が
大きくなっている

Q 12
Art

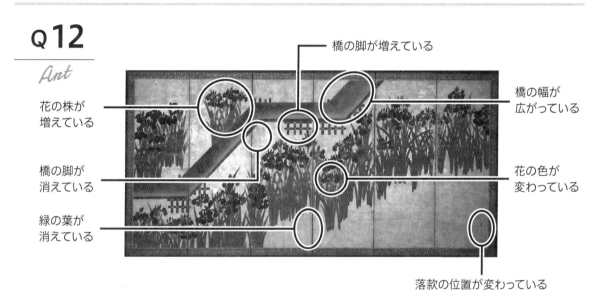

橋の脚が増えている

花の株が
増えている

橋の幅が
広がっている

橋の脚が
消えている

花の色が
変わっている

緑の葉が
消えている

落款の位置が変わっている

Q 13
Art

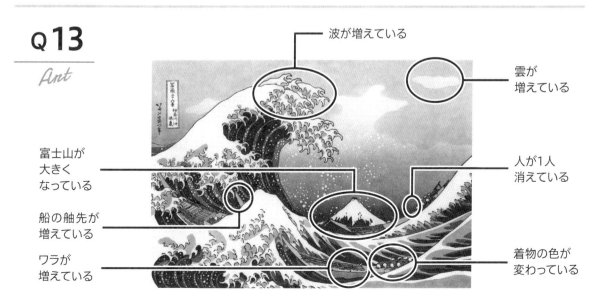

波が増えている

雲が
増えている

富士山が
大きく
なっている

人が1人
消えている

船の舳先が
増えている

ワラが
増えている

着物の色が
変わっている

Q14

World Heritage

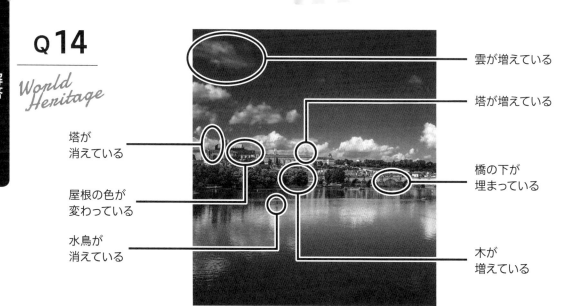

雲が増えている

塔が増えている

塔が消えている

橋の下が埋まっている

屋根の色が変わっている

水鳥が消えている

木が増えている

Q15

World Heritage

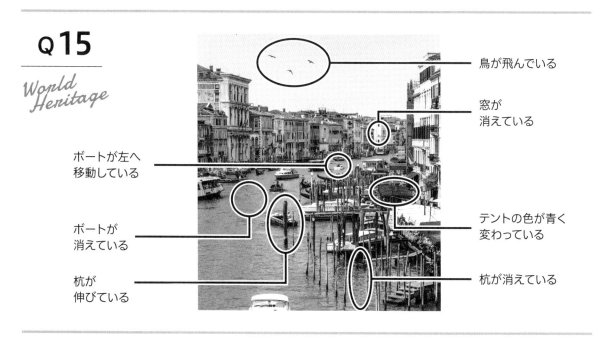

鳥が飛んでいる

窓が消えている

ボートが左へ移動している

ボートが消えている

テントの色が青く変わっている

杭が伸びている

杭が消えている

Q16

World Heritage

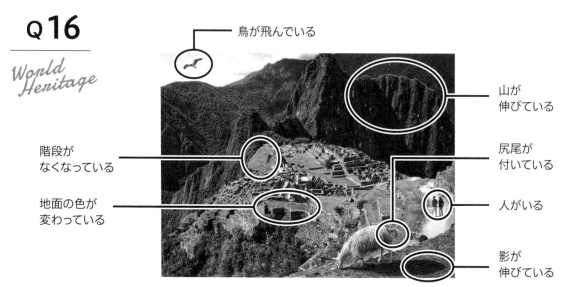

鳥が飛んでいる

山が伸びている

階段がなくなっている

尻尾が付いている

地面の色が変わっている

人がいる

影が伸びている

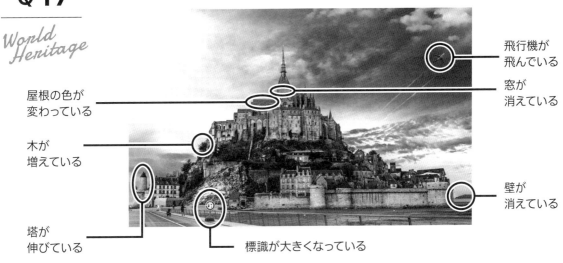

飛行機が
飛んでいる

窓が
消えている

屋根の色が
変わっている

木が
増えている

壁が
消えている

塔が
伸びている

標識が大きくなっている

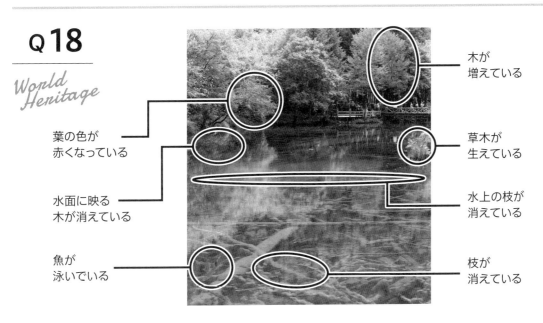

木が
増えている

葉の色が
赤くなっている

草木が
生えている

水面に映る
木が消えている

水上の枝が
消えている

魚が
泳いでいる

枝が
消えている

飛行機が飛んでいる

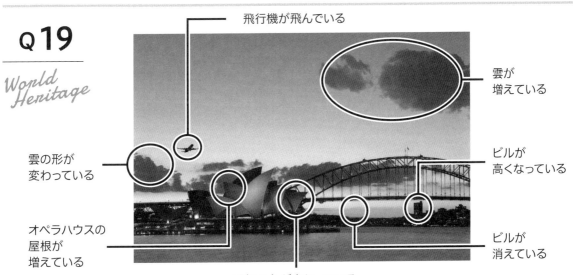

雲が
増えている

雲の形が
変わっている

ビルが
高くなっている

オペラハウスの
屋根が
増えている

ビルが
消えている

屋根の色が変わっている

Q20
World Heritage

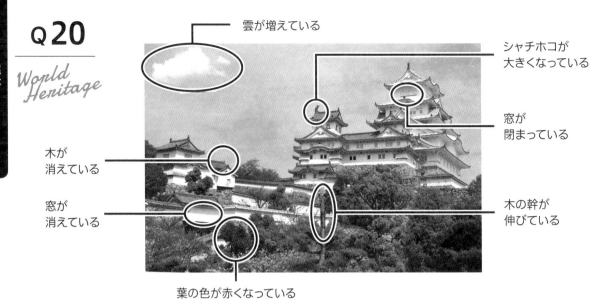

雲が増えている

シャチホコが
大きくなっている

窓が
閉まっている

木が
消えている

窓が
消えている

木の幹が
伸びている

葉の色が赤くなっている

Q21
World Heritage

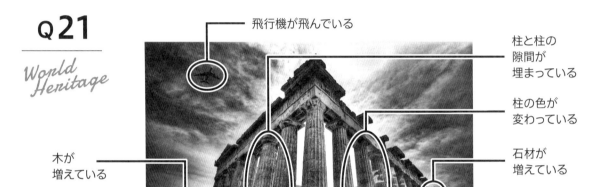

飛行機が飛んでいる

柱と柱の
隙間が
埋まっている

柱の色が
変わっている

石材が
増えている

木が
増えている

クレーンが
消えている

石段が大きく
緑色になっている

Q22
World Heritage

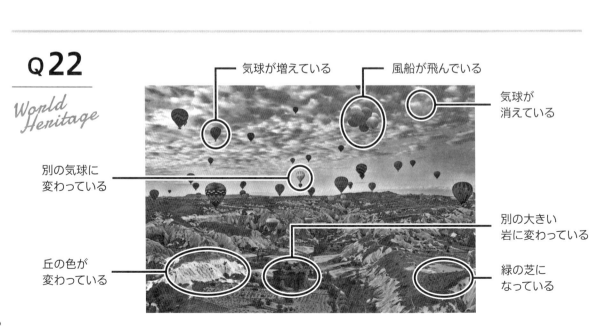

気球が増えている

風船が飛んでいる

気球が
消えている

別の気球に
変わっている

別の大きい
岩に変わっている

丘の色が
変わっている

緑の芝に
なっている

Q23

World Heritage

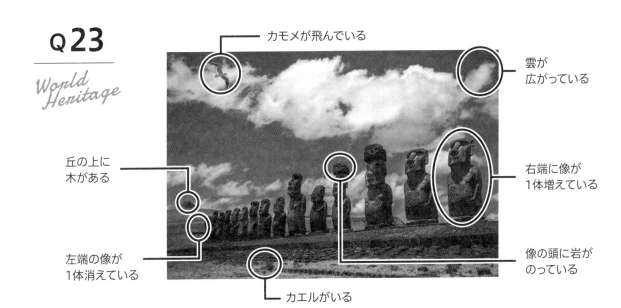

カモメが飛んでいる

雲が広がっている

丘の上に木がある

右端に像が1体増えている

左端の像が1体消えている

像の頭に岩がのっている

カエルがいる

Q24

World Heritage

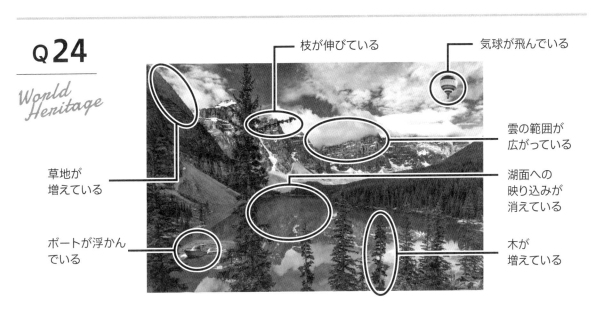

枝が伸びている

気球が飛んでいる

草地が増えている

雲の範囲が広がっている

湖面への映り込みが消えている

ボートが浮かんでいる

木が増えている

Q25

World Heritage

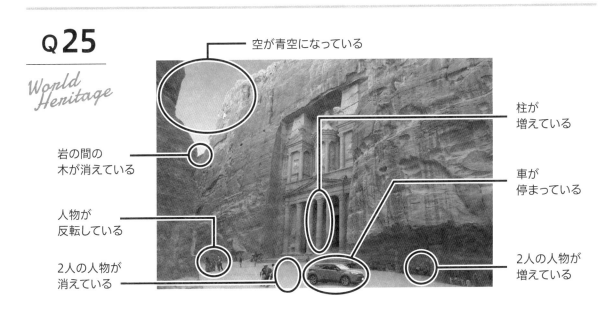

空が青空になっている

柱が増えている

岩の間の木が消えている

車が停まっている

人物が反転している

2人の人物が消えている

2人の人物が増えている

Q26

World Heritage

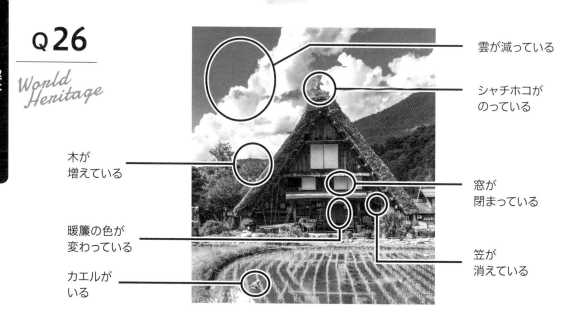

雲が減っている

シャチホコが
のっている

木が
増えている

窓が
閉まっている

暖簾の色が
変わっている

笠が
消えている

カエルが
いる

Q27

Four Seasons

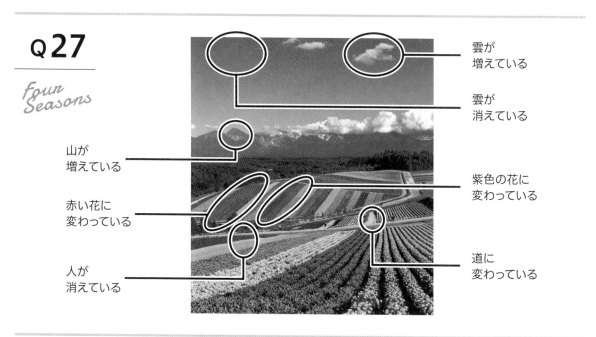

雲が
増えている

雲が
消えている

山が
増えている

紫色の花に
変わっている

赤い花に
変わっている

人が
消えている

道に
変わっている

Q28

Four Seasons

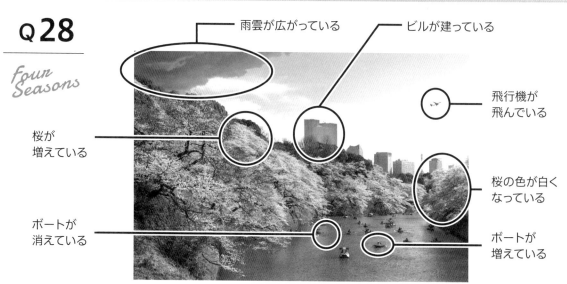

雨雲が広がっている

ビルが建っている

飛行機が
飛んでいる

桜が
増えている

桜の色が白く
なっている

ボートが
消えている

ボートが
増えている

Q29

Four Seasons

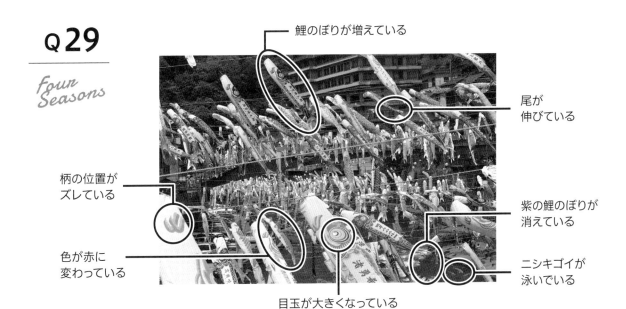

鯉のぼりが増えている

尾が
伸びている

柄の位置が
ズレている

紫の鯉のぼりが
消えている

色が赤に
変わっている

ニシキゴイが
泳いでいる

目玉が大きくなっている

Q30

Four Seasons

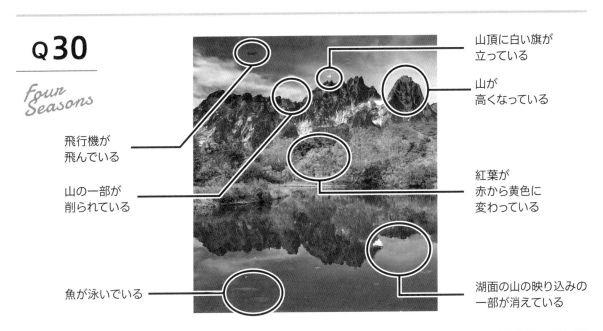

山頂に白い旗が
立っている

山が
高くなっている

飛行機が
飛んでいる

山の一部が
削られている

紅葉が
赤から黄色に
変わっている

魚が泳いでいる

湖面の山の映り込みの
一部が消えている

Q31

Four Seasons

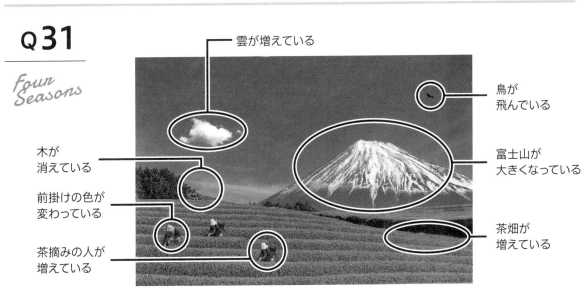

雲が増えている

鳥が
飛んでいる

木が
消えている

富士山が
大きくなっている

前掛けの色が
変わっている

茶摘みの人が
増えている

茶畑が
増えている

Q32

Four Seasons

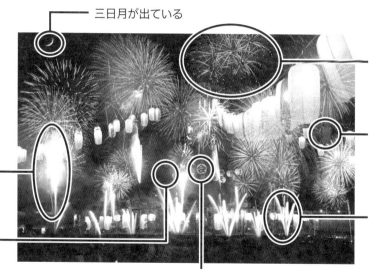

- 三日月が出ている
- 花火が増えている
- ちょうちんが赤くなっている
- 火柱の長さが伸びている
- 火柱が増えている
- ちょうちんが消えている
- ちょうちんが大きくなっている

Q33

Four Seasons

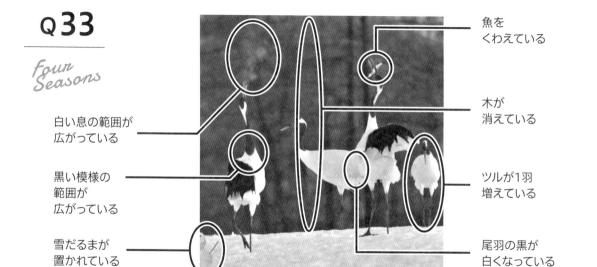

- 魚をくわえている
- 木が消えている
- 白い息の範囲が広がっている
- ツルが1羽増えている
- 黒い模様の範囲が広がっている
- 雪だるまが置かれている
- 尾羽の黒が白くなっている

Q34

Four Seasons

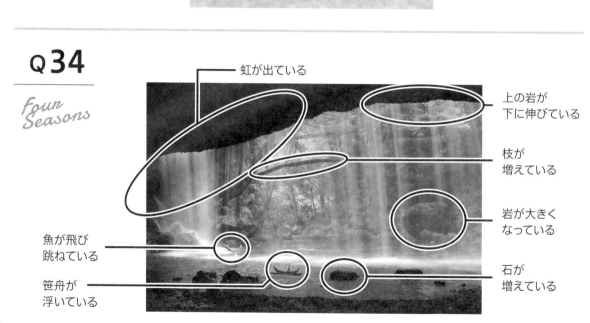

- 虹が出ている
- 上の岩が下に伸びている
- 枝が増えている
- 岩が大きくなっている
- 魚が飛び跳ねている
- 笹舟が浮いている
- 石が増えている

Q35

Four Seasons

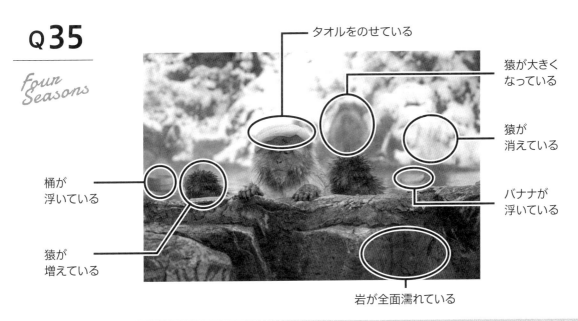

タオルをのせている

猿が大きく
なっている

猿が
消えている

バナナが
浮いている

桶が
浮いている

猿が
増えている

岩が全面濡れている

Q36

Nostalgic

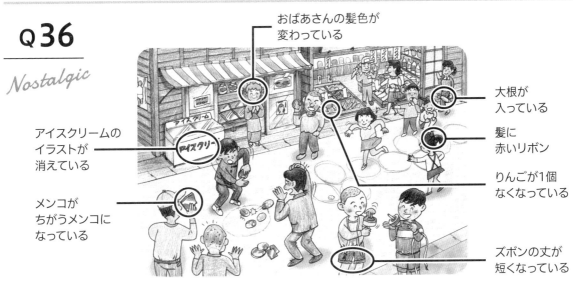

おばあさんの髪色が
変わっている

大根が
入っている

髪に
赤いリボン

アイスクリームの
イラストが
消えている

りんごが1個
なくなっている

メンコが
ちがうメンコに
なっている

ズボンの丈が
短くなっている

Q37

Nostalgic

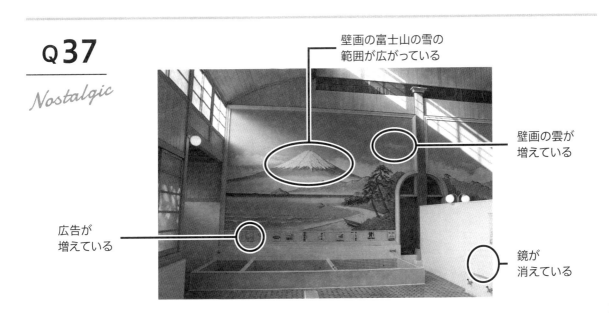

壁画の富士山の雪の
範囲が広がっている

壁画の雲が
増えている

広告が
増えている

鏡が
消えている

Q38

Nostalgic

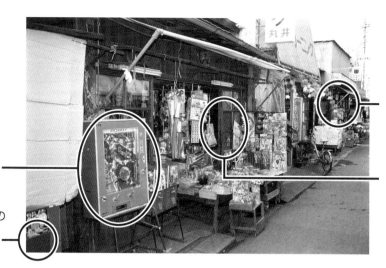

飾りが
伸びている

ゲーム機の
前面の色が
変わっている

戸に掛かった
袋が消えている

ガチャガチャの
ハンドルが
消えている

Q39

Nostalgic

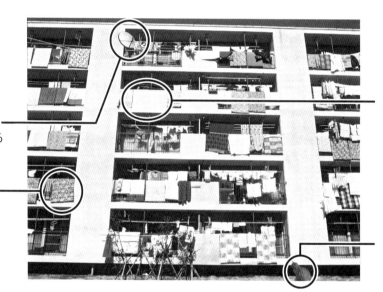

布団が
消えている

パラボラ
アンテナが
設置されている

布団の色が
変わっている

猫がいる

Q40

Nostalgic

壁のスイッチが現代のもの

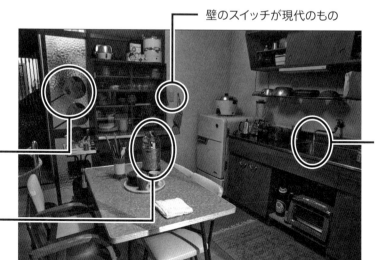

うちわが
増えている

水が
出ている

色が
変わっている

カバーデザイン	株式会社ニホンバレ
本文デザイン・DTP	EGG HOUSE .info
画像処理	塩崎浩治・塩崎玲子
協力	新見愛子・澤田智子
校正	平入福恵
編集・制作	EGG HOUSE .inc

脳刺激で脳イキイキ！
脳に効く!!　もの忘れ予防 まちがいさがし

2020年6月23日　第1刷発行

監　修	杉本八郎　一般社団法人認知症対策推進研究会
発行者	渡瀬昌彦
発行所	株式会社講談社
	〒112-8001　東京都文京区音羽2-12-21
	販売　TEL03-5395-3606
	業務　TEL03-5395-3615
編　集	株式会社講談社エディトリアル
代　表	堺　公江
	〒112-0013　東京都文京区音羽1-17-18　護国寺SIAビル6F
	編集部　TEL03-5319-2171
印刷所	半七写真印刷工業株式会社
製本所	大口製本印刷株式会社

© Hachiro Sugimoto, Ippanshadanhojin Ninchishotaisakusuishinkenkyukai 2020
Printed in Japan
ISBN978-4-06-519965-7